《濒湖脉学》白话解

李成文　赵厚睿　主编

河南科学技术出版社
·郑州·

图书在版编目（CIP）数据

《濒湖脉学》白话解 / 李成文，赵厚睿主编 . —郑州：河南科学技术出版社，2025.4

（中医入门白话解丛书）

ISBN 978-7-5725-1367-1

Ⅰ.①濒… Ⅱ.①李…②赵… Ⅲ.①《濒湖脉学》- 普及读物 Ⅳ.① R241.1-49

中国国家版本馆 CIP 数据核字（2023）第 224903 号

出版发行：河南科学技术出版社
　　　　　地址：郑州市郑东新区祥盛街 27 号　　邮编：450016
　　　　　电话：（0371）65788613　65788629
　　　　　网址：www.hnstp.cn
出 版 人：乔　辉
策划编辑：邓　为
责任编辑：邓　为　杨　莉
责任校对：董静云
封面设计：中文天地
责任印制：徐海东
印　　刷：河南新华印刷集团有限公司
经　　销：全国新华书店
开　　本：850 mm×1 168 mm　1/32　印张：9　字数：180 千字
版　　次：2025 年 4 月第 1 版　　2025 年 4 月第 1 次印刷
定　　价：35.00 元

如发现印、装质量问题，影响阅读，请与出版社联系并调换。

本书编写人员名单

主　编　李成文　赵厚睿

副主编　程　凯　杨艳芳　王　淼

编　委　刘　兰　张学宸　弥雨荷　何青霖

前　言

李时珍（1518—1593），字东璧，号濒湖山人，蕲州（今湖北蕲春）人，明代著名中医药学家。其皓首穷经，撰写的中药巨著《本草纲目》，被翻译成多种文字，传播世界。深入研究脉学理论，撰写的《濒湖脉学》，以歌诀体裁形式阐述脉学内容，简明扼要又形象生动，易于理解和记忆，作为中医脉诊之入门读物，尤为后世医家所推崇，故流传甚广。

《濒湖脉学》以七言歌诀的形式，论述了 27 种脉象、主病及相似脉的鉴别等，是学习诊脉的重要参考书。其父李言闻（字子郁，号月池）所撰四言歌诀是宋代崔嘉彦《脉诀》删补而成，总结了脉学理论及经验。

由于原著文字古奥，加之限于体裁形式的关系，脉理及医理均难以尽述，为便于读者学习研习原著，我们编写了这本白话解。

本书着重于帮助读者理解原著内容，因此强调了对原著脉学内容的源流解读，相较于其他注本内容更加丰富和完善，具体体现在以下几个方面。

1. 补充《濒湖脉学》引用的脉学文献及出处，有助于我们理解李时珍的学术渊源。

2. 补充"名家脉论"，汇聚历代脉学名家的真知灼见，帮助读者深化理解脉学内容，开阔视野，增长见识。

3.补充"现代研究"，有助于我们了解脉学的最新研究进展，对中西汇通、古今合参有一定的借鉴意义。

4.补充"临床应用"，本着知行合一、理论与实践相结合的原则，选择一些典型案例，旨在说明中医四诊合参、脉症合参、整体审察的具体运用。

古人云：心中了了，指下难明。又云：熟读王叔和，不如临证多。此即倡导在学习中医及脉诊的过程中理论与实践相结合的重要性。本书内容较之原著内容更为丰富，明白晓畅，易读易懂，适合广大中医学爱好者及中医专业人员参考阅读。限于编者的学术水平，不足之处在所难免，恳请广大读者不吝指正。

李成文　赵厚睿

2024 年 8 月

凡 例

1. 原书为纲，对原著注释逐一注释和解读。

2. 上篇架构分为【提要】【原文】【时珍原注】【注释】【译文】【名家脉论】【脉法阐微】【现代研究】【临床应用】9 个部分。提要是对每个脉象进行简明扼要的概括，其中原注的注释是对生僻的字、词、句和一些专业术语的解释，译文是对原文段落的全文解释，名家脉论是选择后世历代医家对相应脉象较为深入而中肯的论述以帮助读者加深理解和掌握，脉法阐微部分主要是针对脉象的诊查要点及病因病机加以阐发，现代研究主要是结合现代医学的研究来理解脉象的发生机制，临床应用则是选择相应脉象的临床病案来帮助理解和运用。下篇为李时珍之父李言闻所著，作为上篇的参考和补充，仅列注释和译文两项。

3. 原文及时珍原注保持原著内容和形式。原文中的下标以小一号字体呈现，保持了原著中的原貌。原文与时珍原注分别用宋体和楷体标明，以示区别。

4. 注释及译文均以段落形式排列，为方便读者阅读，将此部分内容分列在每一段内容相对独立的原文之下。

5. 本书将原文中引用的古代医家脉学专著进行了简介，

以便于读者查阅。

6. 名家脉论部分，仅列出历代医家论脉的相关原文，不做注释，供读者研读时参阅。

7. 脉法阐微部分，重在阐发诊脉方法和脉象体会；病因病机部分，读者可从《濒湖脉学》原文及名家脉论中体会。

8. 现代研究部分，为近几十年来中西医结合研究成果的概括性阐述，此部分内容读者可据个人喜好选择性参阅。

9. 临床应用部分列在每个脉象之后，以资对脉象及脉症合参的深入理解。

《濒湖脉学》序

李时珍曰：宋有俗子，杜撰《脉诀》，鄙陋纰缪，医学习诵，以为权舆，逮臻颁白，脉理竟昧。戴同父常刊其误。先考月池翁著《四诊发明》八卷，皆精诣奥室，浅学未能窥造。珍因撮粹撷华，僭撰此书，以便习读，为脉指南。世之医、病两家，咸以脉为首务，不知脉乃四诊之末，谓之巧者尔。上士欲会其全，非备四诊不可！

明·嘉靖甲子上元日 谨书于濒湖迈所

目录

上篇　七言脉诀

一、浮阳

【提要】

概述浮脉的脉象特点、相类鉴别及其临床意义。

【原文】

浮脉，举[1]之有余，按[2]之不足《脉经》[3]。如微风吹鸟背上毛，厌厌聂聂轻泛貌，如循榆荚《素问》[4]；如水漂木[5]崔氏；如捻葱叶[6]黎氏[7]。

【时珍原注】

浮脉法天，有轻清在上之象。在卦为乾，在时为秋，在人为肺，又谓之毛。太过则中坚旁虚，如循鸡羽，病在外也。不及则气来毛微，病在中也。《脉诀》[8]言：寻之如太过，乃浮兼洪紧之象，非浮脉也。

【注释】

[1] 举：用手指轻按。

[2] 按：用手指重按。

[3]《脉经》：第一部脉学专著，由晋代医家王熙（字叔和）所著。

［4］语出《素问·平人气象论篇第十八》："平肺脉来，厌厌聂聂，如落榆荚，曰肺平"。其意为：正常的肺脉来时，轻虚而浮，像榆荚下落一样的轻浮和缓，这是肺的平脉。此处借之以喻浮脉之象。厌厌聂聂：像羽毛般轻微舒缓搏动的样子，即文中所注轻泛貌。如循榆荚：循即抚摸，榆荚即榆钱。因榆钱有轻浮之感，故用以形容指下按之有轻浮感。

　　［5］如水漂木：语出南宋医家崔嘉彦所著《崔真人脉诀》，浮脉"举之有余，按之不足，泛泛浮浮，如水漂木"是指浮脉如水面上漂浮的木头，用来比喻脉搏位置浅表。

　　［6］如捻葱叶：如捻中空的葱叶一般。用来比拟指下感觉，轻按即感受到脉搏，重按之则减弱。

　　［7］黎氏：指南宋医家黎民寿，著有《决脉精要》。

　　［8］《脉诀》：指《王叔和脉诀》，一般认为系六朝时期高阳生托名王叔和的作品。

【译文】

　　浮脉之脉象，轻按即可触及脉搏，稍重则脉搏减弱。用形象的比喻来说明：如指头触及微风吹起鸟背上的羽毛一样，浮动起来并舒缓搏动的样子；也如触到轻浮柔软的榆钱一样；又如触及水中漂浮的木块，轻按则有，重按则减；也像按在柔软的葱管上，轻按即可感受到，重按则有空虚之感。

【原文】

体状诗

浮脉惟从肉上行[1]，如循榆荚似毛轻[2]，

三秋得令知无恙[3]，久病逢之却可惊[4]。

【注释】

[1]惟从肉上行：只在肉上这个部位，即指脉位偏浅之意。

[2]似毛轻：因动物之毛细软轻浮，故用来形容脉搏之部位浮浅。

[3]无恙：无病，即属正常生理现象。

[4]可惊：值得高度警惕。

【译文】

浮脉的部位，在肌肉以上，轻按皮肤即可感到，如触及榆钱和鸟毛一样轻浮。若在秋三月脉象偏浮，应视之为常脉。若久病之人见到浮脉，则应引起医者的高度重视。

【原文】

相类诗

浮如木在水中浮，浮大中空乃是芤，

拍拍而浮是洪脉，来时虽盛去悠悠[1]。

浮脉轻平似捻葱，虚来迟大豁然空[2]，

浮而柔细方为濡，散似杨花无定踪。

【时珍原注】

浮而有力为洪，浮而迟大为虚，虚甚为散，浮而无力为芤，浮而柔细为濡。

【注释】

［1］来时虽盛去悠悠：脉搏有起来和落下两种动势。浮脉跳起来时显得盛大有力，落下去时则舒缓柔软。

［2］豁然空：形容脉搏里面空虚无力的样子。

【译文】

浮脉，即指下感觉到脉搏的位置表浅。若浮脉兼见脉体宽大，若按之空虚无力则为芤脉；若浮脉兼有大而有力，跳起时有冲击感，落下时力度缓弱者，即为洪脉。正常人可见浮脉，应轻柔而平和，如捻葱管般略带软弱之感；若脉来迟缓，按之空虚无力则为虚脉。若浮脉兼有细软无力，则为濡脉。散脉，浮散无力，稍用力则消失，如杨花般飘浮不定。

【原文】

主病诗

浮脉为阳表病[1]居，迟风数热紧寒拘[2]。

浮而有力多风热，无力而浮是血虚。

寸浮头痛眩生风，或有风痰聚在胸。

关上土衰兼木旺[3]，尺中溲便[4]不流通。

【时珍原注】

浮脉主表，有力表实，无力表虚，浮迟中风，浮数风热，浮紧风寒，浮缓风湿，浮虚伤暑，浮芤失血，浮洪虚热，浮散劳极。

【注释】

[1] 表病：在表的病证。

[2] 寒拘：寒冷拘紧。

[3] 土衰兼木旺：土衰指脾胃虚弱，木旺指肝气盛。

[4] 溲便：泛指大小便，在此专指小便。

【译文】

浮脉属阳脉，主表病。浮迟脉多为外风，浮数脉多为风热，浮紧脉多为风寒（此时有寒邪拘紧的感觉），浮而有力多为风热，浮而无力为血虚。

寸脉浮主头痛、目眩及动风之象，或风痰积聚在胸膈部。关脉浮则为木旺乘土、肝旺脾虚之证。尺脉浮可见小便不通。

【名家脉论】

1. 浮，不沉也。按之不足，轻举有余，满指浮上，曰浮。为风虚动之候，为胀，为风，为痞，为满不食，为表热，为喘。（《诊家枢要·脉阴阳类成》）

2. 浮从水面悟轻舟，总被风寒先痛头。里病而浮精血脱，药非无效病难瘳。浮紧伤寒，浮虚伤暑，浮数伤风，浮迟伤湿，亦有里病脉浮者，浮而云腾蜃起，多属阴虚；浮而绵软葱空，半由失血；浮而月荡星摇，预知精败；浮面羽铩毛散，可卜神消。（《三指禅·浮沉迟数四大纲·浮》）

3. 浮实为邪，浮虚少气，浮有按无，无根之喻，平人寿夭，患者不起，肝肾并浮，则为风水。（《四诊抉微·切诊·浮脉》）

4. 浮，阳脉也，阳外阴内，故浮主表，沉主里。又阳上阴下，故浮主上部，沉主下部。以外感言之，凡六淫之邪中于表，清邪中于上，脉必浮也。以内伤言之，里气失守而虚邪外越，肾阴失守而浮阳上冲，脉亦必浮也。（《医碥·切脉·各脉主病》）

【脉法阐微】

1. 诊法及脉象

浮脉的诊法，当以轻取和重取进行对比而得。若轻取时感知到的脉象大小及力度，大于重取时感知到的脉象大小及力度，则可将其称为浮脉。

典型的浮脉，是指轻取时脉搏很明显，在中取时力度和紧张度就差一些，重取时就更差一些，即随着手指的用力递增，脉搏的大小会递减。整个过程是由强到弱的渐变过程。不典型的浮脉，是随着手指力度增加，脉搏大小也会逐渐减弱，但不一定是均匀地减弱，可以是轻取与中取的脉搏相当，而重取的脉搏减弱；也可以是轻取的脉搏较明显，而中取和重取的脉搏减弱，中取和重取二者之间无明显差异。

2. 浮脉病因病机

从主病诗来看，除表证外，浮脉还主虚证与阳浮、风动、风痰，以及阳气不通等。其病机各有不同，但也有其共同点，即均与阳气相关。

表证，是指正气与邪气相搏于体表之营卫气血，正气搏击邪气主要靠的是阳气，阳气欲将邪气由内达外地驱逐于体外，故可呈现为浮脉。随着表邪的不同，浮脉可兼见其他脉象，如迟、数、紧、有力等，其病机当各随其病因而有所区别。因风邪开泄，令人阳气外泄而虚，故兼迟脉；因热邪蒸迫，加速阳气的升发向外，且加速气血运行，故兼数脉；因寒邪主收引，可收敛脉管及脉内气血，故可兼有收敛而拘紧之象；风热之邪也可有力地推动阳气向外，故脉搏显得有力；风湿之邪可使脉管缓纵不收，故可见浮缓脉；暑邪耗气伤津，故可见浮虚或浮洪。

除表证外，虚证也可见到浮脉。若阳虚、气虚而外浮，可见到浮脉；血虚而阳气无所依附而阳气外浮，可见到浮脉；阴虚而阳气不能潜藏也可外浮。故凡阴、阳、气、血亏虚到一定程度，均可出现浮脉，但此时的浮脉必有软弱无力之感，且重按更加软弱无力。而浮芤并见时，可知有大失血症。若浮散并见时，可知阳气大虚欲脱。在气血虚弱和阴虚时，除软弱无力外，还可见到脉管偏细。

此外，内风也可见到浮脉。如肝阳化风，阳亢而上浮，可见寸浮浮亢，相应症状则为头痛目眩等；如脾虚肝旺之肝气横逆时，也可见类似于肝之风阳内扰之胁肋胀痛症，脉象上可见关脉浮弦，但重按之则可见脾胃虚弱之缓弱无力脉。

邪气聚集不通时，正气与邪气相搏，也可见到浮脉。脉诀中所论的风痰聚在胸和小便不通均可见相应的寸部和尺部脉浮。

3. 浮脉主病

清代名医何梦瑶将浮脉分为十三类。

浮迟，为表冷浮主表，迟主寒也，伤湿表中湿邪，滞其经络，中风虚风内发故浮，内虚寒故迟。若兼风邪中表，滞其经络，则亦浮迟也。

浮数，为头痛，晕眩，吐衄皆风热上攻所致，表热，疮，阳结能食，不大便，胸满，肩背痛。

浮虚，为表阳虚，伤暑大热伤气，汗出过多故虚，劳倦，喘，咳血。

浮实，为表邪实六淫之邪，或痰凝血滞之在表者，皆是也，胀满胃热，气逆痛，肺热肤痛，疮。

浮大，为风热瘾疹风热噫血，沸腾于外也，身痒名泄风，热蒸汗出，为风所闭，故痒也，表邪盛、痂癞即疠风。风热久不散，郁而为湿，相蒸生虫，肌肉溃烂也，气高，气实血虚，失血，燥结，阳厥，关格浮为正虚，大为邪实，邪实正虚，不能运化，故关而不得小便，格而不纳食也；为癫疾。

浮小，为表阳衰。

浮缓，为伤风伤风有汗，内热得泄，故脉不紧，伤湿湿伤肌表、肌肉，血脉缓弱，如土湿则软也。

浮紧，为伤寒，身痛。

浮弦，为头痛，吐食，风饮。

浮滑，为风痰，衄血，吐逆。

浮涩，为麻木，身热无汗，肺燥，汗多津伤，血虚气浮。

浮长，为头痛，风痫。

浮短，为喘乏。

【现代研究】

研究结果显示浮脉的产生多因外周血管扩张，血管弹性降低，血流量增加，血管对血流产生的侧压力及阻抗减少，血流速度加快，因此应指浅表。这是由于各种病理因素，如外感发热、风水、皮水，或药物因素，如使用异丙肾上腺素、妥拉唑林、毛冬青等均可出现上述血流动力学变化，而形成浮脉。黄士林等通过对30余例发热患者进行观察，发现外感发热患者浮脉的出现是鉴别病毒性感染和细菌性感染发热的一项重要体征。病理的浮脉主要是象表象风，这是由于外界气候变化，刺激机体肤表所发生的全身性反应。人体的汗腺居于真皮之下而开口于表皮，风邪窜透，无孔不入，所以最易趁汗腺开张之际乘虚入侵。刺激体表感受器，以反射方式使小血管紧张性升高，汗腺收缩，影响汗腺对体温及水分之调节作用，致使风寒外束，发生头痛、发热、鼻塞不通和不出汗等症状。此时机体机能也开始兴奋，发生一系列适应代偿反应，如体温升高、血液循环加速，尤其在体温升高的生理作用下，更会使心搏加强，外周血管阻力降低，毛细血管由紧张而趋向扩张，肌肉及腠理弛缓，血液也重新分配。皮肤血流量增加，促使汗腺机能恢复。因而桡动脉的搏动就更为浮浅易触。这在许多的热性传染病发热之初和新病轻病机体反应机能良好者，都能见到。这是脉浮主表和浮而有力多风热的客观依据。外感是浮脉病理基础之一，这时由鼻塞而转为多涕，正是小血管扩张通透性增加的结果。因此浮脉的形成更是和外周血管扩张有关。

病久体虚，或有其他慢性消耗性疾病，元气削弱不能卫外，则神经张力不稳，全身肌肉弛缓，血管紧张性低落，体温易于波动，呼吸及血液循环也相应地增速，汗腺易于扩张，而成为卫气不固、虚阳外浮的见症。此时桡动脉的搏动就自然易于触得，除脉象浮而无力外，还应有其他虚候，因此不可概作外感论治。

【临床应用】

1. 一男子卒中，口眼歪斜，不能言语，遇风寒，四肢拘急，脉浮而紧，此手足阳明经虚，风寒所乘，用秦艽升麻汤治之（随脉用药）。稍愈，乃以补中益气，加山栀而痊。若口喑不能言，足痿不能行，属肾气虚弱，名曰痱症，宜用地黄饮子治之。然此症皆由将息失宜，肾水不足，而心火暴甚，痰滞于胸也。轻者自苏，重者必死。（《名医类案·卷一·中风》）

按：中风之病因有内外之别，在内可有脏腑气机失调，痰瘀阻滞，肝阳化风等，在外可有六淫侵犯肢体，致经络不通等。本案中风发生的因素为中气虚弱，而外感风寒之邪，致络脉不通。其辨证眼目，为有感受风寒之病史，且脉浮紧，浮则为风，紧则为寒，故诊断为手足阳明经虚，风寒所乘所致。此即《内经》所言"邪之所凑，其气必虚"，虽宜标本兼治，也宜先急者治其标，次则缓治其本。

秦艽升麻汤出自《卫生宝鉴》卷八，其组成为升麻、干葛、炙甘草、芍药、人参、秦艽、白芷、防风、桂枝、葱白。此方用治老年中风，风寒客于手足阳明经所致之口眼歪斜、恶风恶寒、四肢拘急等症，于本案颇为恰当。因此方为散表风寒之力重于温补里气虚，故服药后病情稍愈即改方为补中益气汤，此方以甘温补中为主，兼散其风寒，方中升麻、柴胡既升提中气，又兼有发散风寒之力。案中将痱症的证治进行了鉴别：口喑不能言，足痿不能行，名曰痱症，宜用地黄饮子治之。地黄饮子方出自《宣明论方》，其病机为将息失宜，心火暴甚，肾水虚衰，不能制之，则阴虚阳实，导致神不能藏，则猝倒无知，心火亢而刑金，灼而为痰，金不制木而木亢，肝风上逆而眩晕昏仆，肝风夹痰窜于经络而偏枯喑痱。若从脉象来鉴别，此方当有脉弦尺弱。

2. 江少微治黄三辅，年逾四旬，醉饮青楼，夜卧当风，患头痛发热，自汗盗汗，饮食不进，医治十余月，罔效。诊得六脉浮洪，重按豁然，饮酒当风，名曰漏风，投以白术、泽泻，酒煎，而热退，汗仍不止，心口如水，此思虑所致，与归脾汤加麻黄根、桂枝，十数服而愈。头痛不已，用白萝卜汁吹入鼻中立止。（《名医类案·卷一·沓风》）

按：酒后当风而汗多不止，颇类《内经》中所载的漏风症。以《内经》泽泻饮治之，热退而仍汗不止，说明本案病机除与此症相类外，尚有更深层次的原因。

脉浮多主表证，也主虚证。本案脉浮洪，重按则空虚无力。则此脉浮既有表证的因素，也有里之阳虚不能收敛而外浮所致。洪浮兼见脉，但按之无力者，必属正虚。气虚外感发热者，亦可见浮大数虚，正如李东垣在《内外伤辨惑论·暑伤胃气论》中所说："证象白虎，惟脉不长实为辨耳，误服白虎汤必死。"归脾汤为治疗心脾两虚之方，本案用归脾汤加桂枝、麻黄根取效，提示本脉以沉取方能求其本，也提示我们临床遇到此脉时宜注意分辨二者间的细微差别。若单凭脉象不易判断，则应四诊合参。

3. 一人病伤寒身热，头痛，无汗，大便不通，已四五日，医者将治大黄、朴硝等下之。许曰：子姑少待，予为视之，脉浮缓，卧密室中，自称甚恶风。许曰：表证如此，虽大便不通数日，腹不胀，别无所苦，何遽便下之？大抵仲景法，须表证罢方可下，不尔，则邪乘虚入，不为结胸，必为热痢也，作桂枝麻黄各半汤，继之以小柴胡，漐漐汗出，大便亦通而解。仲景云：凡伤寒之病，多从风寒得之，始表中风寒，入里则不消矣，拟欲攻之，当先解表，乃可下之，若表已解而内不消，大满大坚实有燥屎，自可徐下之。虽四五日，不能为祸也（下不嫌迟）。若不宜下而便攻之，内虚热入，协热遂利，烦躁之变，不可胜数，轻者困笃，重者必死矣。（《名医类案·卷一·伤寒》）

按：本案说明了临证中的两个问题，一是脉症合参，二是并病与合病时，应分清标本缓急。脉浮缓，兼身热头痛无汗，此为表证，但同时又有大便不通之里证，属于表里同病，该如何处理？从虽大便秘结而腹无所苦来看，里证并不急迫，表里同病时当以表证为主，故应先解表，后再视其情况决定是否攻里。在解表时又必须注意是用风寒表实的麻黄类方还是风寒表虚的桂枝类方。从无汗之症来看，似为表实证，但从脉浮缓来看，又为表虚证。故脉症合参，宜用表虚表实各半的桂枝麻黄各半汤治之。服药表解后，大便仍未畅通，因脉象之缓提示患体气血偏弱，故用小柴胡汤以扶正祛邪，兼通调三焦气机，即《伤寒论》原文所说"上焦得通，津液得下"。本法用于外感风寒后体虚而余邪未尽时最为稳妥。

二、沉_阴

【提要】

概述沉脉的脉象特点、相类鉴别及其临床意义。

【原文】

沉脉，重手按至筋骨乃得《脉经》。如绵裹砂[1]，内刚外柔_{杨氏}。如石投水，必极其底[2]。

【时珍原注】

沉脉法地，有渊泉在下之象，在卦为坎，在时为冬，在人为肾。又谓之石，亦曰营。太过则如弹石，按之益坚，病在外也。不及则气来虚微，去如数者，病在中也。《脉诀》言缓度三关，状如烂绵者，非也。沉有缓数及各部之沉。烂绵乃弱脉，非沉也。

【注释】

［1］如绵裹砂：如表面柔和而里面刚劲如砂石。

［2］必极其底：其部位一定在底下。

【译文】

沉脉的脉象，重按至筋骨才可得。指下如绵裹砂，又如投石入水，即深入下部才可触及。

【原文】

体状诗

水行润下[1]脉来沉，筋骨之间软滑匀。

女子寸兮男子尺[2]，四时如此号为平。

【注释】

［1］水行润下：五行之中，水有润下之性。在此用来表示沉脉部位在下。

［2］女子寸兮男子尺：女子寸部沉脉，男子尺部脉位偏沉，均为生理现象。兮，助词。

【译文】

沉脉的脉位如水性下行一样，重按始得。若脉沉而柔软滑利均匀，则为常脉。女子寸部沉脉，男子尺部沉脉，四季均如此者也可视为生理性的常脉。

【原文】

相类诗

沉帮筋骨自调匀，伏则推筋着骨寻[1]，

沉细如绵真弱脉，弦长实大是牢形。

【时珍原注】

沉行筋间，伏行骨上，牢大有力，弱细无力。

【注释】

[1] 推筋着骨寻：即重按至筋骨之上去体察。

【译文】

沉脉的脉象，重按在筋骨之上，有均匀柔和之感。伏脉为重按至筋骨之间才可察知。沉细柔软脉，为弱脉。沉弦大有力，为牢脉。

【原文】

主病诗

沉潜水蓄阴经病，数热迟寒滑有痰。

无力而沉虚与气，沉而有力积并寒。

寸沉痰郁水停胸，关主中寒[1]痛不通。

尺部浊遗[2]并泄痢，肾虚腰及下元痌[3]。

【时珍原注】

沉脉主里，有力里实，无力里虚。沉则为气，又主水蓄。沉迟痼冷，沉数内热，沉滑痰食，沉涩气郁，沉弱寒热，沉缓寒湿，沉紧冷痛，沉牢冷积。

【注释】

[1]中寒：中焦有寒。

[2]浊遗：浊，小便淋浊。遗，遗尿或遗精。

[3]下元痌：下元即下焦，痌（tōng）即疼痛。

【译文】

沉脉可主水饮内停的阴经病。沉数为里热，沉迟为里寒，沉滑为痰。沉而无力为里虚及气虚，沉而有力为积滞及实寒。

寸部沉脉可为痰浊、气郁或水饮停于胸。关部沉脉可为中焦寒凝不通而痛。尺部沉脉可为淋浊、遗尿或遗精、泄痢等，也可见于肾虚所致之腰及下焦部位的疼痛。

【名家脉论】

1.沉，不浮也。轻手不见，重手乃得，为阴逆阳郁之候，为实，为寒，为气，为水，为停饮，为癥瘕，为胁胀，为厥逆，为洞泄。沉细为少气，沉迟为痼冷，沉滑为宿食，沉伏为霍乱，沉而数内热，沉而迟内寒，沉而弦心腹冷痛。左寸沉心内寒邪为痛，胸中寒饮胁疼；关沉伏寒在经，两胁刺痛，沉弦疟癖内痛；尺沉肾脏感寒，腰背冷痛，小便浊而频，男为精冷，女为血结，沉而细，胫酸阴痒，溺有余沥。右寸沉肺冷寒痰停蓄，虚喘少气，沉而紧滑咳嗽，沉细而滑，骨蒸寒热，皮毛焦干；关沉胃中寒积，中满吞酸；沉紧悬饮；尺沉病水，腰脚疼，沉细下利，又为小便滑，脐下冷痛。（《明医杂著·续医论·脉阴阳类成》）

2. 沉脉轻手不见，重取乃得。沉脉为阴，凡细小、隐伏、反关之属，皆其类也，为阳郁之候，为寒，为水，为气，为郁，为停饮，为癥瘕，为胀实，为厥逆，为洞泄。沉细为少气，为寒饮，为胃中冷，为腰脚痛，为疝癖。沉迟为痼冷，为精寒。沉滑为宿食，为伏痰。沉伏为霍乱，为胸腹痛。沉数为内热。沉弦、沉紧为心腹、小肠疼痛。沉虽属里，然必察其有力无力，以辨虚实。沉而实者，多滞多气，故曰下手脉沉，便知是气。气停积滞者，宜消宜攻，沉而虚者，因阳不达，因气不舒。阳虚气陷者，宜温宜补。其有寒邪外感，阳为阴蔽，脉见沉紧而数，及有头疼身热等证者，正属邪表，不得以沉为里也。（《景岳全书·脉神章·正脉十六部》）

【脉法阐微】

1. 沉脉首重部位

如原文所说，沉脉法地，有渊泉在下之象。沉有缓数及各部之沉，烂绵乃弱脉，非沉也。即沉脉不强调力度，而强调部位。

2. 沉脉质地均匀

"筋骨之间软滑匀"，沉脉位居筋骨之间的部位，其位较深。同时其脉之质地与气机均匀一致且伴柔和之象，即脉体较软，脉之搏动较为柔和顺畅，脉之节律均匀一致。有些脉象的脉位也属深沉，但若脉质与气机不柔和均匀，则宜另定脉名，如牢脉、伏脉等。虽其脉位较深，但牢脉质地较硬，伏脉之脉势不匀不畅，而潜伏于筋骨之内，非用力仔细诊察不可。

【现代研究】

病理的沉脉可有如下几方面。

（1）机体机能衰竭：标志着病势深沉，邪盛正衰，新陈代谢降低，全身机能低落。尤其是血液循环机能的低落，心脏收缩力减弱，输出量减少，血管不能充分被鼓起，故脉现沉象。低血压等常出现沉脉。沉脉如与细小短弱等诸种阴脉同时出现时，就更是指示着病理刺激是强大而持续，机体的功能是衰竭而不足；是病久、病重、病势深化和进展的象征；是全身机能低落的说明。

（2）机体机能阻抑：病理的刺激强大，机体的机能处于一种被阻抑的状态时，自会出现沉脉。所谓沉则为气（古人曾有"下手脉沉，便知是气"之说）和沉主六郁（兼滑痰郁、兼数火郁、兼细湿郁、兼涩血郁、沉而无力气郁、左手平和气口沉紧食郁），正是说明这种情况。脉沉为实，为积，为癥瘕，也当与机能阻抑有关。

机能被阻的另外一个重要情况，就是寒冷对机体的抑制作用，这是脉沉主寒的说明。寒有内外之别，外寒，即外界气候寒冷所给予人体的影响；内寒，即机体的机能衰惫或由热源不足所产生的症状。沉脉既可与外寒相应，也可与内寒相应。与内寒相应的道理，就是机体机能低落、脉沉主里的说明。与外寒相应的道理，就是沉脉不但能主里，而且还能主表。当机体防御机能低下，被寒冷侵袭之初，机体各项机能均受其影响而发生不同程度的阻抑状态，此时皮肤、汗腺、肌肉及血管均会因寒冷的刺激而收缩紧张，尽量减少身体表面的散热作用，以求适应和平衡。因而心搏减慢减弱，同时血液分子间引力加大，体积缩小，桡动脉的搏动就更加隐伏退缩而脉现沉候。这就是中医寒主收引的理论依据。必须注意此时之脉沉，只是机能受抑，而不是机能衰竭。待到全身机能开始兴奋，循环机能的抑制被解除，脉就不再见沉象，而向着浮的方向发展了。因此脉沉大体上虽是主寒主里，但也可以认为是主热主表。因为寒邪袭人是从表而入，风寒外束，机体的兴奋作用为寒冷的刺激所抑制，而阳为阴遏时，必将发生火邪内郁的里热实证、脉现沉紧牢实等象，如机能衰竭、阳气不足之虚寒，脉方沉迟无力。沉主厥逆，也是机体的机能被抑，产生急性循环衰竭而来的。

（3）体内有液体潴留："沉主水蓄"，则是体内有液体潴积，皮下组织肿胀，故脉被埋藏，而不显露。再则体内有液体潴积时，全身的血量也相应地有所增加，因而也与心脏的负荷加重、机能不全有关。"沉主停饮"和《脉经》所说的"沉而弦者，悬饮内痛"，当与胸腔积水时大血管受压有关。

（4）循环血容量减少："沉主洞泄"和《难经》所说的"脉沉细者腹中痛"，是因寒冷的刺激，肠蠕动增加，发生腹痛和洞泄。和霍乱一样，由于体液随大便走失太多，全身血容量相应地减少，滞性增加，因而发生循环衰竭，同时还有机能被抑制及内脏瘀血等作用参与其间。

【临床应用】

1. 李东垣治一人，二月病伤寒发热。医以白虎汤投之，病者面黑如墨［批］阴气上溢于阳中故色黑，与罗谦甫案同一治法。本症不复见，脉沉细，小便不禁。奈初不知用何药，及诊之曰：此立夏前误用白虎之过。白虎汤大寒，非行经之药，止能寒腑脏，不善用之，则伤寒本病，曲隐于经络之间，或更以大热之药救之，以苦阴邪，则他症必起，非所以救白虎也，有温药之升阳行经者，吾用之，［批］升阳行经药：干葛、升麻、防风、白芷、参、芪、苍术、白芍、甘草。有难者曰：白虎大寒，非大热，何以救，君之治奈何？李曰：病隐于经络间，阳不升则经不行，经行而本症见矣，又何难焉。果如其言而愈。

（《名医类案·卷一·伤寒》）

按：本证为患外感风寒发热，误用白虎汤后，表寒未去，里之虚寒又起。本症不复见即指表证发热已除，但实为太阳之风寒为寒凉药所收敛，未得发散外出。里之阳虚已虚，故小便频数不禁。

本案从病因及治疗经过上可以分析病机如上，更应从脉象上细察，方能不误。脉沉细，沉脉为里、为寒，细脉为寒主收引所致，也为脉质空虚、气血虚少之象。脾胃为气血生化之源，故知此脉为里之虚寒、中焦化源不足之象。结合外证表现，可知小便不禁为中气不足所致之清阳不升，阳气不敛，而表寒未能发散外出，有内陷之机，故无发热症。此时治宜温补中焦脾胃，升提阳气，并兼以托散外邪。李氏运用人参、黄芪、白芍、甘草、苍术，甘温益气，培补中焦元气，以升麻、葛根升举清阳，白芷、防风发散表寒，此法用于正气虚弱感受风寒者颇宜，于本案病机颇为相宜。

2. 一人病伤寒，他医皆以为痉证，当进附子，持论未决。伯仁切其脉，两手沉实而滑，四末觉微清，以灯烛之，遍体皆赤瘢，舌上苔黑而燥如芒刺，身大热，苔黑不可凭为实，燥如芒刺则可凭矣。身大热为关键。神恍惚，多谵妄语。滑曰：此始以表不得解，邪气入里，里热极甚，若投附必死。乃以小柴胡剂益以知母、石膏饮之，终夕三进，次日以大承气汤下之，调理兼旬乃安。（《名医类案·卷一·伤寒》）

按：肢体痉挛，神昏谵语，身体赤瘢，身热而四肢末梢冰冷，此为热极似寒，实热郁于内而不达于四末，故四肢末梢冰冷。在寒热症兼见时，要分辨是寒热错杂还是寒热至极的重症，必凭脉舌。本案脉沉实而滑，此为内有实热郁闭，舌燥如芒刺必为热极。

滑氏初以小柴胡加知母、石膏，次以大承气汤下之，笔者认为从脉象来看，初诊即应以承气汤下之为宜。因沉实而滑的脉象，提示实热郁闭于里。若为柴胡剂，则脉多有弦象；若为石膏知母剂，脉多有洪滑偏浮之象。脉沉者热邪已偏于下部，故宜以承气方下之。

3. 一人因怒，胁下肿痛，胸膈不利，脉沉迟，以方脉流饮数剂少愈；以小柴胡对二陈加青皮、桔梗、贝母，数剂顿退；更以小柴胡二十余剂而痊。因七情处治。（《汪石山医学全书·外科理例·卷三·流注》）

按：脉沉迟者为气血郁滞于里，当求其所滞之病因，由胁下肿痛、胸膈不利可知停，有气郁、血积、痰湿停蓄、食滞等诸邪的凝滞。故先以流气饮猛攻之，待病情稍缓，则以小柴胡加味治之。小柴胡加青皮，可疏肝理气，针对郁怒之病机；加桔梗、贝母，可调气、活血、化痰消积，且本方有调理中焦而扶正祛邪之功。

4. 庄芝阶舍人之外孙汪震官，春前陡患赤痢。孟英诊之，脉滑数而沉，面赤苔黄，手足冷过肘膝，当脐硬痛，小溲涩少，伏热为病也。与大剂芩、连、栀、楝、滑石、丹皮、砂仁、延胡、楂、曲、银花、草决明等药。（此大实证也，何不加大黄荡涤之）两服手足渐温，清热之效。而脚背红肿起疱如蒲桃大一二十枚。湿热下注也。若于前方加大黄荡涤，当不至此。四服后腹痛减，苔退而渴，于原方去楂、曲、砂仁，加白头翁、赤芍、海蛰。旬日后，痢色转白，而腿筋抽痛。乃去丹皮、滑石、赤芍，加鸡（内）金、橘红、生苡、石斛。热久伤阴也，古人意下存阴之法，原以防此，救法好。两服痛止溲长，粪色亦正，脚疱溃黄水而平，谷食遂安。改用养胃阴清余热之法而愈。合法。（闻孟英治此证，每剂银花辄两许，尚须半月而瘳，设病在他家，焉能如此恪信。苟遇别手，断无如此重剂，况在冬春之交，诚古所未有之痢案，后人恐难企及）（《王孟英医学全书·王氏医案续编·卷二》）

按：本案为痢疾病，面赤苔黄为热症，手足冷过肘膝，似为寒证，实为湿热郁滞于内，气血不畅所致。因脉滑数而沉，故知其热郁闭于里，且当脐硬痛，可知大肠内湿热郁结。用药方面，一是清利湿热，二是通下荡涤实热。王氏治疗此案，初以芩、连、栀、楝、滑石、丹皮、砂仁、延胡、楂、曲、银花、决明子、白头翁、赤芍等药，后加入益胃养阴之品，采用的主要是清利湿热之法。本案中有眉批指出，可在初诊即以大黄攻下热邪，当病愈更速，从脉沉滑数来看，于临床有很强的指导意义。

5. 宋某，男，50岁。两个多月以前，在吃饭的时候偶然发现吞咽困难。医以食道造影检查发现钡剂通过有障碍，诊为食道癌。某医要求手术治疗，但因患者及其家属都拒绝手术和放射治疗而作罢。于是改请中医以启膈、通幽等及抗癌药进行治疗。两月之后，诸症加重。又改请某医以化疗法西药治之，服药1天后，诸症更趋严重。审其滴水难进，时时吐黏涎，心烦不安，昼夜不得入睡，先予旋覆代赭加减不效，又予大半夏汤加减数剂仍无功。于是请其再赴某院详查以除外食道痉挛。经过反复检查、会诊仍是两种不同意见。再审其症，除极端消瘦（体重32.5千克），气短乏力，烦躁不安外，并见其脉沉缓稍滑，舌苔薄白。因思脉沉者，郁证也；缓者，湿也；滑者，痰也。综合脉症考虑乃肝郁气结、痰郁血瘀所致之证也。治拟理气活血，化痰散瘀。

处方：桃仁10 g、香附10 g、青皮10 g、柴胡10 g、半夏10 g、木通6 g、赤芍10 g、大腹皮10 g、川芎10 g、桑皮10 g、茯苓10 g、苏子20 g、甘草20 g。

服药开始时，每咽一口即立刻大部吐出，至服完一煎时，有时开始能够吞咽得下，至服至第7剂时呕吐停止，并稍能进食牛乳、稀饭面条等。1个月后食欲大增，每日可吃350～400 g食物，并开始能吃馒头、烙饼等物。两个多月后，诸症消失。竟愈。（朱进忠《中医脉诊大全》）

按：本案从脉象上分析，以沉为气郁，缓为湿，滑为痰，后两者易于理解，前者宜细究。此处脉沉当指重按方有脉，且脉之起伏的幅度较小，此为脉势低沉之象，所以说沉为气郁。气郁多与肝相关，故可言肝郁气结。证之于临床症状，可见于难于吞咽，呕吐黏涎，心烦不安等症。这些症状可视为肝气郁而上冲，肝木乘胃则呕吐，肝气郁而化热则心烦不安。由呕吐黏涎可知确有痰湿之症，但为何应用化痰诸方药而无效，其中必有隐情。考虑到气滞常有血瘀，痰湿阻滞也多致血瘀，故应将气滞、痰湿、瘀血一并治之。

处方以香附、青皮、柴胡疏肝行气，桃仁、赤芍、川芎、木通活血化瘀，半夏、木通、茯苓化痰利湿。而方中大腹皮、桑皮、苏子、甘草的作用别具巧思，值得我们研究。患者主症为呕吐，滴水不能进，气短乏力，烦躁不安等，将这数症联合起来考虑，可知均与气滞相关，如呕吐不能饮食为胃气滞，气短为肺气滞，乏力是痰湿阻滞气机所致，非为虚证，烦躁不安为气滞化热所致。按照人体脏腑气机升降规律，肝脾主升，肺胃主降，因本案患者肝气郁滞而不升，故肺气与胃气亦不得降，故胃气上逆则呕吐，且气上逆则气短乏力，肺气与肝气郁滞而心烦不得安。方中应用大腹皮是为降大肠之气。足阳明胃与手阳明大肠之经络相连，气机也相通，故降大肠之气即可降胃气。桑白皮降肺气，兼有降肺火，以治气短和心烦，且肺气降则胃气降。苏子除降肺气外，还可降胃气，通大肠之气，兼除痰湿。甘草可以清心除烦，其味甘，甘能缓能和，用量较大，可缓解急迫的呕吐之症。或问：甘草用量大是否可"甘能生湿"而加重痰湿？大可不虑，因方中大量行气之品，与甘草相伍则取制其生湿之副作用，而存其缓与清的功能。

三、迟_阴

【提要】

概述迟脉的脉象特点、相类鉴别及其临床意义。

【原文】

迟脉，一息三至[1]，去来极慢《脉经》。

【时珍原注】

迟为阳不胜阴，故脉来不及。《脉诀》言：重手乃得，是有沉无浮。一息三至，甚为易见，而曰隐隐，曰状且难，是涩脉矣，其谬可知。

【注释】

[1]一息三至：古人以呼吸次数计算脉搏次数。一息为一次呼吸的长度。常人一次呼吸脉搏跳动四次或五次为正常，三次则为缓慢。

【译文】

迟脉的脉象，以一次呼吸时间内跳动三次为标准。而且脉搏的起落也来去缓慢。

【原文】

体状诗

迟来一息至惟三，阳不胜阴气血寒[1]。

但把浮沉分表里，消阴须益火之原[2]。

【注释】

［1］阳不胜阴气血寒：即阳气虚弱，阳不制阴，导致气血虚寒。

［2］消阴须益火之原：指阳虚不能制阴之病证，宜用补阳消阴的治法。益火，即补阳气。消阴，即消除阴寒之象。

【译文】

迟脉的脉率为一次呼吸脉搏仅为三次。其原因为阳气虚弱，阳不胜阴，阴寒内盛导致气血虚寒。同为寒证，应再分浮沉以判断为表寒还是里寒，浮迟为表寒，沉迟为里寒。治疗虚寒时应采用温补阳气的方法。

【原文】

相类诗

脉来三至号为迟，小驶[1]于迟作缓持。

迟细而难知是涩，浮而迟大以虚推。

【时珍原注】

三至为迟，有力为缓，无力为涩，有止为结，迟甚为败，浮大而软为虚。黎氏曰：迟小而实，缓大而慢，迟为阴盛阳衰，缓为卫盛营弱，宜别之。

【注释】

［1］小驶：稍微快速。驶（kuài），通"快"，本意为骏马，此处为"快速"的意思。

【译文】

脉搏一息三至为迟脉。缓脉，比迟脉稍快，而比正常人稍慢。涩脉，沉细兼不畅之感。虚脉，浮大而迟软无力。

【原文】

主病诗

迟司脏病[1]或多痰，沉痼[2]癥瘕[3]仔细看。

有力而迟为冷痛[4]，迟而无力定虚寒[5]。

寸迟必是上焦寒[6]，关主中寒痛不堪[7]。

尺是肾虚腰脚重[8]，溲便不禁疝牵丸[9]。

【时珍原注】

迟脉主脏，有力冷痛，无力虚寒。浮迟表寒，沉迟里寒。

【注释】

[1]脏病：五脏之病。

[2]沉痼：沉寒痼疾。

[3]癥瘕：癥，为硬而坚牢不移之包块；瘕，为软而时聚时散之包块。

[4]冷痛：指疼痛较重的实寒证。

[5]虚寒：指阳气虚而导致的体寒。

[6]寸迟必是上焦寒：因寸部对应上焦，迟脉为寒证，故寸部迟脉为上焦寒。

[7]关主中寒痛不堪：关部对应中焦，关见迟脉，即中

焦脾胃或肝胆寒凝气滞不通的痛证。

［8］尺是肾虚腰脚重：尺部对应下焦，尺见迟脉，则为肾阳虚衰，腰腿酸软沉重无力。

［9］溲便不禁疝牵丸：肾司二便，尺部迟脉可见肾气不固之大小便失禁；若肾气虚寒则可见寒疝，发作时常牵引睾丸而痛。

【译文】

迟脉多主五脏疾病和痰饮病，也主沉寒痼疾和癥瘕包块。迟而有力则为积寒疼痛之实寒证，迟而无力则必为虚寒证。寸部迟脉，多为上焦寒证；关部迟脉，多为脘腹冷痛或胁肋疼痛；尺部迟脉，多为肾虚腰腿酸软沉重无力，大小便失禁，或常牵引睾丸而痛的疝气病。

【名家论述】

1. 迟，不及也。以至数言之，呼吸之间，脉仅三至，减于平脉一至也。为阴盛阳亏之候，为寒，为不足。浮而迟，表有寒；沉而迟，里有寒。居寸为气不足，居尺为血不足。气寒则缩，血寒则凝也。左寸迟心上寒，精神多惨；关迟筋寒急，手足冷，胁下痛；尺迟肾虚便浊，女人不月。右寸迟肺感寒，冷痰气短；关迟中焦寒及脾胃伤冷物，不食，沉迟为积；尺迟为脏寒泄泻，少腹冷痛，腰脚重。（《明医杂著·续医论·脉阴阳类成》）

2. 迟之为义，迟滞而不能中和也。脉以一息四至为和平。若一息三至，则迟而不及矣。阴性多滞，故阴寒之症，脉必见迟也。臂如太阳隶于南陆，则火度而行数；隶于北陆，则水度而行迟。即此可以征阴阳迟速之故矣。伪诀云重手乃得，是沉脉而非迟矣。又云状且难，是涩脉而非迟矣。一息三至，甚为分明，而误云隐隐，是微脉而非迟矣。迟而不流利，则为涩脉；迟而有歇止，则为结脉；迟而浮大且软，则为虚脉。至于缓脉，绝不相类。夫缓以脉形之宽缓得名，迟以至数之不及为义。故缓脉四至，宽缓和平；迟脉三至，迟滞不前。然则二脉各别，又安足溷裁？以李濒湖之通达，亦云小快于迟作缓持，以至数论缓脉，是千虑之一失也。（《诊家正眼·迟脉》）

【脉法阐微】

1. 迟脉是以一息三至为判断标准。在此基础上，可见有力或无力，可偏浮或偏沉。

2. 主病诗中，特意提出了寸关尺三部的迟脉，提示我们，古人认为寸关尺三部脉有可能会在脉搏速率上不一致。

结合现代医学知识和临床经验，我们知道，心率与脉率是一致的，因此我们常以脉搏次数来衡量心跳次数。脉率多以手腕桡动脉的跳动为主，一段桡动脉，在三个指头的搏动范围内，跳动次数和速率肯定是一致的，不可能一个指头快，一个指头慢。那为何特意提出"寸迟""关迟""尺迟"这样的说法呢？唯一的答案就是：迟脉虽然以脉率为最常用的判断标准，但必定还有另一个判断标准。

仔细体会脉搏，就知道脉象有顺着血管血流方向的纵向搏动，也有垂直于血管血流方向的上下起伏。三指之下的脉搏，在血流方向上是与心脏跳动完全一致的，但每个指头上下起伏的幅度却多数不一致，上下起伏的速率也很不一致。因此，寸关尺三部脉的跳动速率不一致，只有可能是在上下起伏上的比较。由此可知，"寸迟"指的是寸部脉上下起伏有延迟之感，依此类推，"关迟""尺迟"均为此意。

【现代研究】

健康人中长期坚持体育锻炼的运动员或经常从事体力劳动的人，心每搏输出量增加，为强体力活动者保持了气血的供给，故表现为迟脉。

迟脉主要是机体抑制作用增强及迷走神经亢进、心脏搏动减慢、休止期延长所致。当窦房结遭受寒冷刺激，其激动频率减低，加上寒冷对机体的抑制作用，每多发生迟脉。若全身性冻伤，脉搏可降至20次/分或更少。寒冷的刺激虽可使心搏频率减少，但心每搏输出量却可以增加，故每分钟的输出量并无明显改变。

迟脉除可因寒冷的作用而使其发生外，其次就是心律失常时的房室传导阻滞（完全性或不完全性），或病态窦房结综合征及窦性心动过缓时有发生。在完全性房室传导阻滞时，因房室分离，心室只能在阻滞部位以下建立兴奋灶，以唤起心室的收缩。在不完全性房室传导阻滞时，可能有每三四个或更多的搏动，才能引起一次心室收缩，心室与桡动脉的搏动均迟徐而规则。急性心包充填（积血或积液）也能使脉率减慢，是因心缩减弱，使脉搏充盈不良和心包感受器受到刺激，反射地使心跳变慢之故（如心包内压增加是渐进性的，则心跳加快）。

脑部震荡及其他颅内压升高的情况下，如颅内肿瘤、脑出血、脑膜炎、中耳病及眩晕，以及鼻副窦炎（在急性额窦炎时，头痛剧烈，可出现流泪畏光，也可发生眩晕、恶心呕吐和脉搏徐缓）等，均可刺激迷走神经而使脉率减慢。脑脓肿的患者，常有脉搏缓慢，如同时有发热及意识不清，更应想到这种可能。呕吐、腹部膨胀、腹膜刺激、急性肾炎，以及尿毒症等也可发生。伤寒病的徐脉也当和迷走神经遭受刺激有关。肠伤寒时脉搏变化的特征是体温上升不与脉搏成正比，即体温虽增加到39 ℃左右，而脉搏可能仍在70～80次/分，即伤寒病所特有的相对性徐脉。有时也会出现重复脉，此种现象在副伤寒也有出现，但不及伤寒的显著。阻塞性黄疸，胆盐滞留时也会有脉搏徐缓，一方面是迷走神经受到刺激，再则也是毒素抑制心率所致，毒素可直接作用于心脏节律点上，或是通过阻抑延髓而间接地发生作用。

此外急性肺结核病（慢性者多频数）、病毒性肺炎、鹦鹉热、波状热等也有相对性徐脉。黄热病可有显著的徐脉，体温愈高，脉搏愈慢。营养不良、严重饥饿状态、甲状腺机能减退、急性传染病（尤其是白喉、猩红热、麻疹及大叶性肺炎）的恢复期，以及其他新陈代谢较低时，氧消耗和二氧化碳排出愈少，则脉搏的频率也愈低，所以睡眠时脉搏最低

（50～60次/分）。洋地黄中毒的初期也会发生徐脉。蟾酥中毒也有心率缓慢和心律不齐。

【临床应用】

1. 一乡人邱生者，病伤寒，许为诊视，发热、头痛、烦渴，脉虽浮数而无力，尺以下迟而弱。许曰：虽麻黄证，而尺迟弱，仲景云：尺中迟者，荣气不足，血气微少，未可发汗。用建中汤，加当归、黄芪令饮。翌日脉尚尔。其家煎迫，日夜督发汗药，言几不逊矣。许忍之，但只用建中调荣而已，至五日，尺部方应，遂投麻黄汤，啜二服，发狂，须臾稍定，略睡，已得汗矣。信知此事为难。仲景虽云，不避晨夜，即宜便治，医者须察其表里虚实，待其时日，若不循次第，暂时得安，亏损五脏，以促寿限，何足贵也。（《名医类案·卷一·伤寒》）

按：本案为伤寒发热头痛，应予发汗药，但尺中迟而弱，可知气虚血弱，不可发汗。此为气血虚而外感风寒，宜先顾其本虚，再予发汗散寒。故先以黄芪建中汤益气温中，待尺脉充实，再以麻黄汤发散风寒而愈。

2. 杨某患感旬日，初则便溏，医与温散，泻止热不退，昼夜静卧，饮食不进。孟英诊脉迟缓，浮取甚微，目眵，舌色光红，口不渴，溲亦行，胸腹无所苦，语懒音低，寻即睡去。是暑湿内伏，而有燥屎在胃，机关为之不利也。先与清营通胃药二剂。热退舌淡，而脉症依然，加以酒洗大黄、省头草，即下坚黑燥屎甚多，而睡减啜粥。继以凉润，旬日而痉。眉批：此湿胜于热之暑证也，以其湿胜，故不甚现热证，最足眩人，断为暑湿，足征卓识。（《王孟英医学全书·王氏医案续编·卷四》）

按：本案症状寒热错杂，最易误诊。宜脉症合参，方能去伪存真。外感便溏，与湿邪所致。但用药后泻止热不退，说明外邪为湿热，即暑湿所致。但湿热病分为湿热病重、湿重于热、热重于湿三种，本案如何判断？从脉症分析，脉迟缓，口不渴，语声低微，均为湿重阻遏阳气；舌光红，目眵多，为热上冲攻。整体审察可知湿胜于热。

本案脉迟缓，迟为在里也为阳气郁滞之象，缓为湿。初诊以温散祛湿药治之，次以凉营通胃清热，泻止热退后舌红转舌淡，但脉象依然。此时宜考虑湿热郁久化燥伤阴，迟缓之脉象仍无明显变化，提示体内仍有湿邪停滞。故宜从病机上考虑，以大黄攻其燥结，急下存阴，并以省头草芳香化浊，清解暑湿，醒脾开胃。此为急则治标之法。药后燥屎通下，邪去而阴液未复，故再以凉润滋阴之法调理。

3. 安某，男，45岁。半月前，突然感到疲乏无力，心中空虚，头晕不能站立，并曾出现短暂的神志丧失两次。在发病严重时除头晕不能站立外，并见四肢厥逆，脉搏1分钟2~3次至4~5次，有时很长时间不见脉搏跳动1次。某医诊为虚，予人参等治疗不效。审其脉迟缓，每分钟约15次。心电图因农村条件不具备而未做。因思：脉迟缓者，阳虚寒湿蒙蔽而清阳不得上升也。拟温阳除湿。

处方：附子10 g、白术10 g、生姜3片、炙甘草10 g、大枣7个。

服药1剂后，头晕乏力好转，脉迟缓之象亦较前增加，每分钟40次左右；又服6剂，脉搏由每分钟40次增至65次，头晕乏力亦失。（朱进忠《中医脉诊大全》）

按：本案为头晕伴四逆之证，头晕为风动，肢厥疲乏为阳气虚寒，参之脉象，脉迟为寒，缓为湿滞，故可诊断为阳虚而寒湿蒙蔽清阳不得上升。这里要明确是何脏之阳虚。若为心肾阳气亏虚，应有脉沉微无力，故可排除。若属单纯的心肾阳虚，可用独参汤或参附汤救之。前医用人参等药无效，也可证明此非单纯的心肾阳虚证。本案应属于阳虚而水湿痰饮上蒙清窍之虚实夹杂证。那么是不是属于心肾阳虚而兼有水饮上泛之证呢？《伤寒论》82条："太阳病发汗，汗出不解，其人仍发热，心下悸，头眩，身瞤动，振振欲擗地者，真武汤主之。"316条："少阴病，二三日不已，至四五日，腹痛，小便不利，四肢沉重疼痛，自下利者，此为有水气。其人或咳，或小便利，或下利，或呕者，真武汤主之。"前一条所述之症即有头晕目眩，振振欲擗地，后一条所述有四肢沉重疼痛，均与本案之头晕和疲乏无力等症相符。但真武汤证多为水寒之气上冲所致，82条原文中"心下悸"可知为水饮上冲，316条明言"此为有水气"，从脉象的出现概率来看，属于水饮的脉象多为沉弦脉，或者沉紧脉。这种脉象可由同样属于水饮上冲的苓桂术甘汤证得到提示，即《伤寒论》67条：“伤寒，若吐、若下后，心下逆满，气上冲胸，起则头眩，脉沉紧，发汗则动经，身为振振摇者，茯苓桂枝白术甘草汤主之。”沉脉、弦脉均可为饮，紧脉为寒，故水饮常见沉弦紧脉。而真武汤与苓桂术甘汤二方中的茯苓与白术即为利水逐饮的良药，与水饮的脉象正相应。

从本案中的脉缓可知为湿邪，湿从内生多责之于脾，脾虚也可见缓脉，故本案之阳虚寒湿当属脾阳虚之寒湿内停。脾主升清，清气不升则浊气不降，湿浊停于清空之府可致头昏，加之脾土虚弱肝木乘之，故肝风内动而头晕。治以《近效》白术附子汤，此方原载于《金匮·中风历节病脉症并治》之附方中：“治风虚头重眩苦极，不知食味，暖肌补中，益精气。”治疗脾阳大虚，阳虚则中土不固，土中之木亦会动摇。此病之眩晕与肝木上扰清空之眩晕不同，需要鉴别。眩晕若发之于肝，多人头眩晕而胀，且脉象多浮弦而劲。本案中脉象缓者，必归于脾与湿，此为临床一个重要的鉴别要点。

四、数_阳

【提要】

概述数脉的脉象特点、相类鉴别及其临床意义。

【原文】

数脉，一息六至[1]《脉经》。脉流薄疾[2]《素问》。

【时珍原注】

数为阴不胜阳，故脉来太过焉，浮、沉、迟、数，脉之纲领。《素问》《脉经》皆为正脉。《脉诀》立七表、八里，而遗数脉，止歌于心脏，其妄甚矣。

【注释】

［1］一息六至：一次呼吸时间内脉搏跳动六次。

［2］脉流薄疾：薄，通"迫"；疾，快速。脉流薄疾指脉跳急速，气血加速运行。

【译文】

数脉的脉象为一次呼吸时间内脉跳六次，其血流加速而急迫。

【原文】

体状诗

数脉息间常六至，阴微阳盛必狂烦[1]。

浮沉表里分虚实[2]，唯有儿童作吉看[3]。

【注释】

［1］阴微阳盛必狂烦：数脉主阴虚或阳盛，二者皆为热证，其症候表现为狂躁或心烦。

［2］浮沉表里分虚实：数脉虽为热证，但应结合脉象的浮沉来判断表里，如浮数脉为表热，沉数脉为里热；也应结

合脉象的有力无力来判断虚实，如数而有力为实热，数而无
力为虚热。

[3]唯有儿童作吉看：儿童的脉搏次数较成人快，因此
一息六至可视为正常之脉。

【译文】

数脉是指一次呼吸之间常有六次搏动，其临床意义为阳
盛的实热证或阴虚的虚热证。浮数脉多为表热证，沉数脉多
为里热证；数而有力多为实热证，数而无力多为虚热证。数
脉虽然多为热证，但若见于儿童，则为生理现象。

【原文】

相类诗

数比平人多一至[1]，紧来如索似弹绳[2]。

数而时止名为促[3]，数见关中动脉形[4]。

【时珍原注】

数而弦急为紧，流利为滑，数而有止为促，数甚为疾，
数见关中为动。

【注释】

[1]数比平人多一至：常脉一般一息四五至，数脉比常
人多一至，即为一息六至。

[2]紧来如索似弹绳：紧脉的脉象，其来势紧急，有如
牵绳转索，左右弹指。

[3]数而时止名为促：促脉的脉象，其脉来势急数，并

有不规则的歇止（即不规则的停跳）。

[4]数见关中动脉形：动脉的脉象，为关部脉跳动较急迫，而寸、尺部脉多不明显。

【译文】

数脉比常脉多一至，即一息六至。数脉因跳动次数快，显得有一种急迫感。紧脉的脉象，其脉来绷急紧张，如牵绳转索，有一种紧迫感，但跳动并不一定快。促脉，因其跳动较快，也有一种急迫感，但必有无规律的停止。动脉，也有跳动急迫之感，但仅见于关部，寸、尺部不见或不明显。

【原文】

主病诗

数脉为阳热可知[1]，只将君相火来医[2]。

实宜凉泻虚温补[3]，肺病秋深却畏之[4]。

寸数咽喉口舌疮[5]，吐红[6]咳嗽肺生痈。

当关胃火并肝火[7]，尺属滋阴降火汤[8]。

【时珍原注】

数脉主腑，有力实火，无力虚火。浮数表热，沉数里热，气口数实肺痈，数虚肺痿。

【注释】

[1]数脉为阳热可知：数脉属阳，多为热证。

[2]只将君相火来医：数脉主热证，多表现为君火和相火两类。君火即心火，相火多为除心火以外的其他脏腑之

火，此处可理解为肾火。

[3]实宜凉泻虚温补：若数脉属实热证，则当用寒凉药清热泻火；若数脉为虚热证，则可用温补的方法。关于虚热证用温补的方法，临床上有两种情况可供参考：一是肾之阴阳两虚或肾阳虚而阳浮，所导致的口疮咽烂等症，应用温补药"引火归元"；二是脾阳气虚而下陷，阳虚而外浮，患者一方面感到气短乏力，另一方面感到身体燥热或低热，此时宜用温补的方法，即"甘温除热"之法。

[4]肺病秋深却畏之：深秋时节，燥气最重，燥易伤津耗气。肺为娇脏，易为燥邪所伤。故本已患肺病，有气阴两虚者，病情易在深秋季节加重。

[5]寸数咽喉口舌疮：寸部脉主上焦，寸数则多为上焦火热，故可见咽喉、口舌部位溃疡。

[6]吐红：此处指咯血。由肺热伤及血络所致。

[7]当关胃火并肝火：关脉见数脉时，可见肝火或胃火。因左关属肝，右关属胃，故左关数为肝火，右关数为胃火。

[8]尺属滋阴降火汤：尺部脉见数脉，多为肾阴虚火旺，故多用滋阴降火方药治疗。

【译文】

数脉属阳，多主热证。且多表现为君火及相火（多为心肾两脏的火热）之证。实热证，宜治以清热泻火。虚热证，可用温补的方法引火归元或甘温除热。肺病之人多有肺之气阴两伤，因深秋燥邪较重，燥易伤肺，故深秋时见数脉则预后不佳。寸部脉数多主上焦火热，可见咽喉肿痛或口舌生疮，或因肺热而致脓疡，表现为咳嗽咯血。关部脉数多为胃火和肝火，左关数为肝火，右关数为胃火。尺部脉数多为下焦肾阴虚火旺，宜用滋阴降火汤药治之。

【名家论述】

1. 数脉主腑，其病为热。左寸数者，头痛上热，舌疮烦渴。数在左关，目泪耳鸣，左颧发赤。左尺得数，消渴不止，小便黄赤。右寸数者，咳嗽吐血，喉腥嗌痛。数在右关，脾热口臭，胃反呕逆。右尺得数，大便秘涩，遗浊淋癃。火性急速，故阳盛之证，脉来必数。六腑为阳，数亦为阳，是以主腑。《难经·九难》曰：数者，腑也。又曰：数则为热。《伤寒论》亦曰：数为在腑。此以迟数分阴阳，故即以配脏腑，亦不过言其大概耳。至若错综互见，在腑有迟，在脏有数，在表有迟，在里有数，又安可以脏腑二字拘定耶？火亢上焦，清阳扰乱而头痛。舌乃心之苗，热则生疮而烦渴。肝开窍于目，热甚而泪迫于外。耳鸣者，火逞其炎上之虐耳。左颧，肝之应也，热乃赤色见焉。天一之原，阴水用事，热则阴不胜阳，华池之水，不能直达于舌底，故渴而善饮，溲如膏油，便赤又其小者矣。肺属金而为娇脏，火其仇雠，火来乘金，咳嗽之媒也。肺火独炽，则咽喉时觉血腥，咽津则痛，乃失血之渐。脾胃性虽喜燥，若太过则有燥烈之虞。胃为水谷之海，热甚而酿成秽气，食入则吐，是

有火也。肾主五液，饥饱劳役及辛热浓味，使火邪伏于血中，津液少而大便结矣。（《脉诀汇辨·四言脉诀·二十八脉》）

2. 数脉，五至六至以上，凡急疾紧促之属，皆其类也。为寒热，为虚劳，为外邪，为痈疡。滑数、洪数者多热，涩数、细数者多寒。暴数者多外邪，久数者必虚损。数脉有阴有阳，今后世相传，皆以数为热脉，及详考《内经》，则但曰：诸急者多寒，缓者多热，滑者阳气盛，微有热。曰：粗大者，阴不足，阳有余，为热中也。曰：缓而滑者曰热中。舍此之外，则并无以数言热者。而迟冷数热之说，乃始自《难经》，云：数则为热，迟则为寒，今举世所宗，皆此说也。不知数热之说，大有谬误，何以见之？盖自余历验以来，凡见内热伏火等证，脉反不数，而唯洪滑有力，如经文所言者是也。至如数脉之辨，大约有七，此义失真，以至相传遗害者，弗胜纪矣。兹列其要者如左，诸所未尽，可以类推。外邪有数脉。凡寒邪外感，脉必暴见紧数。然初感便数者，原未传经，热自何来？所以只宜温散。即或传经日久，但其数而滑实，方可言热；若数而无力者，到底仍是阴证，只宜温中。此外感之数，不可尽以为热也。若概用寒凉，无不杀人。《景岳全书·脉神章·正脉十六部》

【脉法阐微】

1. 数脉多主热证，但少数也见于虚寒证。数脉主热，是因热迫血行，气血运行加速，故脉搏增加。数脉也可见于虚寒证，若因阳气亏虚，则心脏搏动力量不足，加速跳动才能满足人体需要，但脉搏虽快必定软弱无力。此时临床上常伴见畏寒肢冷、少气乏力等。

2. 文中说寸数、关数、尺数，说明对于数脉的理解，不一定完全按照脉率的快慢，当另有标准。此时的数，当理解为急迫之意，即有躁动不安之感。寸关尺的脉率不可能不一致，但每部脉的上下起伏会不一样，有急迫感、躁动不安感者，可理解为数。这与前面迟脉脉象的理解有类似的地方。

【现代研究】

数脉是指脉律基本整齐，而脉率增快的单一因素为主的脉象。现代一般将90次/分以上（或90~120次/分）定为数脉，亦有定为100次/分以上者。体温与脉搏频率的关系：一般来说，体温上升1℃，脉搏增加8~10次/分，但有时体温升高与心率增速并不相称，也可根据这种不平衡的情况，作为辨认某些疾病的参考指征，如在白喉、猩红热、败血病、急性风湿病、心肌炎等，脉率的增加较之体温的升高尤为显著（虽然心动过缓亦可见于心肌炎，但较少见）。尤以急性风湿病为著，即使睡眠时脉搏仍然可保持着过速的状态。但在严重中毒，或脑干有损伤时，则有时体温虽然很高，而心跳却不增加，甚至减慢，肠伤寒也是其中之一。由此可见，脉数虽属热，而某些热性病在有其他因素参与其间时，脉率又未必皆数。

有研究者认为数脉本身无特异性的诊断意义，常是多系统、多种疾病所引起的一种重要体征。在无病时，数脉是一种生理反应，如体力活动、情绪激动、饮酒等均可出现数脉；使用某种药物，如阿托品、肾上腺素等也可引起心率加快，脉率变数。在病理情况下，如失血、心功能不全、急性心肌梗死、发热、严重感染、甲状腺功能亢进等都可出现数脉，脉率的进行性增快，常是某种疾病加重的表现。

潘文昭等认为数脉除热证外，主要提示疾病在发展，如急性阑尾炎、肝炎、胃肠炎、气管炎等的急性期，脉象多弦滑数，病情好转后脉象缓和。脉象动数不静是病情未稳定的表现，如各种出血，尤其是内出血，可作为判断是否继续出血的一项体征。叶日乔等对100例各型阑尾炎脉率观察后认为，对阑尾炎患者连续观察脉率变化，可了解病情的发展情况，对治疗方案的选择有一定的参考价值。急性化脓性和坏疽性阑尾炎，数脉出现率分别为90%和100%；而20例单纯性阑尾炎中，数脉出现率仅28%，说明脉率变化可以反映阑尾炎的轻重程度。

数脉因其疾病的不同机制不一。陈素云等对58例血液病患者数脉心功能的观察结果显示，数脉组以心搏量减少、左室射血时间缩短为损伤特点，与非数脉组和正常组比较差别有显著意义。这种虚证的数脉有数而无力的特点。岳沛平还提出数脉可见于正常人在运动、激动时、妊娠的中后期等，多见于自主神经功能紊乱，以及充血性心力衰竭、活动性心肌炎、心内膜炎、肺源性心脏病、甲亢、贫血性心脏病等。

自主神经功能紊乱所致的数脉，常因情绪激动、疲劳、体位改变等诱发。心衰等器质性病变所致的数脉，多为持续性，脉数无力，常伴有胸闷、心悸、气短、乏力等症状。此外，肾上腺素、麻黄碱、咖啡因、阿托品等亦可致一过性数脉。程奕等发现数脉与心功能的关系密切，在心气心阳心血不足的情况下，心脏为满足机体对血液的需求而代偿性地加快搏动，故心气心阳心血愈虚，心功能则愈差，搏动愈快，在脉则为愈数。

凡不发热的数脉，中医认为是属虚，如李延昰曰："凡虚损之候，阴阳俱亏，气血败乱者，脉必急数，愈数者愈虚，愈虚者愈数。"其又可分为代偿性与非代偿性两种。在代偿性的这一类中，是当心脏每搏输出量因静脉回流量不足，心收缩力减弱，或是心脏流出道有阻力增加等因素存在时，心脏与血液循环的代偿机制，可使心每搏输出量恢复到正常水平，以维持正常氧的供应量。一般的窦性心动过速是一种暂时性或急性的代偿方式，其次是心脏的扩张肥厚和血液重新分配。代偿性心动过速的机制，是在心每搏输出量降低的同时，右心房及其附近的大静脉压升高，使右心房和大静脉壁发生扩张，从而刺激加速神经，抑制迷走神经，使心率增速，即所谓班氏反射（Bainbridge reflex）。心每搏输出量降低时，主动脉压和颈静脉压降低，对主动脉的减压神经及颈动脉窦起作用，使迷走神经紧张度降低，使心率增加。引起这些机制的原因如下。

（1）在血管机能不全时，由于回心的血量减少，脉搏细数无力，既是血液循环机能不全的象征，也是代偿机制的表现。

（2）心每搏输出量减少，如心机能不全，心跳加速，也是一种适应代偿机制。在充血性心力衰竭时，由于静脉压升高所引起的反射，脉率也有中等程度增加。在轻度体力劳动甚至在安静的情况下如果出现了较长时间的心跳加快（100～130 次/分），即为心机能不全的指征。虽然心跳加快可以维持一定量的每分钟输出量，但是由于心跳加快的机械功率较低，所以是不经济的。同时由于舒张期较短，冠状动脉的血流量减少，对于心肌的代谢也有不利影响。在心包填塞及粘连时，心包内压上升，心脏受血和排血机能受到限制，大循环静脉系统中血液充盈，而动脉系统中的血液则感到不足，故必须提高收缩频率，以求代偿每搏输出量的不足和每分钟输出量的维持。

（3）血液有分流及反流。主动脉瓣闭锁不全时的脉搏快速有力。一方面是代偿闭锁不全时的血液回流，另一方面也是动脉系统中的血流量减少和静脉压升高的神经反射机制。在动静脉有互相沟通的情况下，如动静脉瘘及动脉导管未闭等，因动静脉血互相混合，动脉系统中氧含量减少和静脉压的增加，心动加速与主动脉瓣闭锁不全时，有着相同的机制。

（4）氧摄入不足及需氧增加。如各种急性及慢性肺部疾患，肺的换气面积减少，氧摄入不足，肺动脉阻力增加，右心房压力升高，反射地引起心率增速以求代偿。在肺梗死时，体温往往略有升高，但脉搏可以高出体温的比例。在垂体前叶及甲状腺功能亢进时，体内氧化过程加剧和全身兴奋性增加所出现的心动过速，在睡眠时也不易消失，每当情绪激动就更为显著。失血及贫血时，由于红细胞及血红蛋白减少，血携氧能力降低，心脏收缩频率也将代偿地提高。在大量失血及休克的情况下，此时其他代偿机制都来不及改变，心率增快乃是重要的代偿形式。

在不发热非代偿性的数脉中，其原因大致有以下两点。

1）神经和生理因素。以神经因素最为常见，比如神经受刺激，神经紧张，情绪激动，惊恐，交感神经兴奋及肾上腺素的释放增多，神经不稳定和迷走神经张力减低等，可发生心动过速。生理情况下如机体的负荷增加时，在消化作用旺盛、醉后、体力劳累、体内乳酸积滞出现氧债，以及血中二氧化碳增多的情况下，脉率均可增快。

2）心血管疾病。各种阵发性心动过速，其快速匀齐的脉搏，能至140~240次/分。尤其是室性阵发性心动过速，常是心脏有器质性病变的指征，在全身动脉硬化时，血液的推进比正常时更呈激动状，因而亦能造成某种程度的速脉的印象。中医所谓数而有力为阳盛，当以发热之数脉属之。数而无力为阴虚，当以不发热之数脉属之。

【临床应用】

1. 真定府临济寺赵僧判，于至元八月间，患中风半身不遂，精神昏愦，面红颊赤，耳聋鼻塞，语言不出。诊其两手，六脉弦数。常记洁古有云：中脏者多滞九窍，中腑者多着四肢。今语言不出，耳聋鼻塞，精神昏愦，是中脏也。半身不遂，是中腑也。此脏腑俱受病，先以三化汤一两，内疏二三行散其壅滞，使清气上升，充实四肢。次与至宝丹加龙骨、南星，安心定志养神，使各脏之气上升，通利九窍。五日音声出，语言稍利。后随四时脉症加减用药，不旬日，稍能行步。先以绳络其病脚，如履阈或高处，得人扶之，方可逾也。又刺十二经之井穴，以接经络。翌日不用绳络能行几步，百日大势皆去。戒之，慎言语及节饮食，一年方愈。

（《医学纲目·卷之十·肝胆部》）

按：中风病须辨中脏中腑，张洁古之经验为"中脏者多滞九窍，中腑者多着四肢"。患者既有语言不出、耳聋鼻塞、精神昏愦等中脏之症，也有半身不遂的中腑之症。中脏者当开窍醒神，中腑者当散其壅滞。此时宜脉症合参，察其寒热虚实。患者六脉弦数，数脉主热，弦脉主风，此风既有外来之风邪，也有体内厥热所生之风，其病位涉及手足厥阴两经。其内热壅盛，兼有风邪，因腑气易通，故先以三化汤、承气汤通其大肠实邪热毒，羌活外散风邪并通其四肢经络。本方通腑泄热力雄，服药后顿挫其邪，气血通宣后，再以至宝丹加味清热化痰开窍定志，以治其脏。后以中药、针刺、康复锻炼等综合调治而愈，反映了前贤整体治疗的思维和经验。

2. 滑伯仁治一妇暑月身冷（身不发热），自汗、口干、烦躁，欲卧泥水中，伯仁诊其脉，浮而数，沉之豁然虚散（身冷脉当沉微，今浮而数，沉取散，当温救所谓舍脉从症）。曰：《素问》云，脉至而从，按之不鼓，诸阳皆然，此为阴盛格阳，得之饮食生冷，坐卧风露。煎真武汤冷饮之，一进汗止，再进烦躁去，三进平复如初。（《名医类案·卷一·伤寒》）

按：脉浮数，沉按虚散而空豁，多为阳虚外浮，本案中为阴盛格阳。

本案当以脉为真谛，临证时宜脉症合参，以脉解证。自汗，为阳虚而外浮，气虚不能固敛汗液。口干、烦躁、身燥热喜凉，均为虚阳外浮所致。临证时，若能在症状鉴别上进一步诊查，更可知验证脉象之真，如虽口干但不喜饮或喜饮温水，虽烦躁但精神疲惫无力。本案以真武汤之附、姜温阳散寒，以芍、苓敛阳安神，且以煎汤冷饮，为防出现虚阳浮越时的寒热格拒现象。

3. 高光禄脾胃素虚，因饮食劳倦，腹痛胸痞，误用大黄等药下之，谵语烦躁，头痛喘汗，吐泻频频，时或昏愦，脉大无伦次，用六君加炮姜，四剂而安。但倦怠少食，口干发热，六脉浮数（脉浮数又非表邪，元气虚也），欲用泻火之药。薛曰：不时发热，是无火也，脉浮大，是血虚也，脉虚浮，是气虚也。此因胃虚，五脏亏损，虚证发见（内虚则外症随时而变），服补胃之剂，诸症悉退。（《内科摘要·卷上·饮食劳倦亏损元气等症》）

按：本案与上案类似，脉浮数为真寒假热之证。所不同者，上案为肾阳亏虚，本案为脾胃元气亏虚，宜用甘温除热之品补益脾胃，收敛虚浮之阴火。临证时宜四诊合参，结合素体脾胃虚弱，以及饮食劳倦的病因、前医之误用寒凉药攻下伤及阳气等因素，则可知脉虽浮数而大，却反为虚阳外浮之象。此时诊脉时，应注意仔细体察重按取之脉搏是否有减弱趋势。一般而言，重按较轻取和中取均明显空虚无力者必为虚证。

4. 一老人患疟半载，脉之两尺俱数而有力，色稍枯，盖因服四兽饮等剂，中焦湿热下流，伏结于肾，以致肾火上运于肺，故疟嗽俱作，用参、术、芩、连、升麻、柴胡调中，一、二日与黄柏丸服之，两夜梦交通，此肾中热解无忧，次日疟嗽顿止。（《丹溪治法心要·卷一·疟》）

按：疟疾病久延，多因气血两虚所致，现两尺数而有力，似为肾中实证，且兼有咳嗽，宜从四诊综合分析。前曾服用治疟方四兽饮，本方为六君子汤加草果、乌梅，为补中益气兼化湿浊，但乌梅有酸敛之性，对湿热不利，故致中焦湿热不去，湿热下流伏结于肾，则致肾中阴火上冲于肺，因作咳嗽。治病求本之法，宜用温中益气兼清利湿热之品，如人参、白术、升麻、柴胡等补中益气、升清阳，并兼调营卫，用黄芩、黄连、黄柏等清利湿热，潜降阴火，营卫和谐故疟止，阴火息故咳愈。

5. 柳某，男，58岁。咳喘时发时止5年多，开始的时候仅仅冬季发病，最近3年以来，几乎四季都发，特别是近1年来，咳喘气短尤为严重，为此不得不连续住院半年之久。经过反复检查诊为慢性支气管炎、肺气肿、肺源性心脏病、冠状动脉硬化性心脏病。虽然应用了多种西药和中药，但始终不效。细审其证，除喘而短气之外，并见其头晕脑涨、胸满胸痛、心烦心悸、浮肿尿少、腹胀纳呆，口唇、面、指、舌质均紫暗无华，脉虚弦滑而数。因思：脉虚者，气阴俱虚也；弦滑而数者，痰热郁结，肝邪犯肺也。因拟益气养阴以补正，化痰止咳，疏肝泻火以祛邪。

处方：柴胡10g、当归10g、白芍10g、麦冬10g、人参10g、五味子10g、半夏10g、陈皮10g、青皮10g、黄芩10g、紫菀10g、丝瓜络10g。

服药4剂后，胸满气短，心烦心悸等症均减；继服50剂，诸症消失而愈。（朱进忠《中医脉诊大全》）

按：脉症合参，脉虚为气阴两虚，喘而短气为肺气虚，腹胀纳呆及面色无华为脾气虚，心烦心悸为心阴虚，浮肿尿少为肺脾气虚而水失输布。脉弦滑而数为痰热郁结，肝邪犯肺，头晕脑涨、胸满胸痛即为其症，也可理解为三焦水火不通，因肝与三焦相连，肝火游行于三焦之中，故二者病变相似，不同之处在于，肝病多与内在情志相关，三焦阻滞则与内外气机受阻均相关。三焦为水火之通路，故肺脾气虚内生痰湿者易阻滞三焦道路，而气阴两虚内生痰火者更易致三焦湿热阻滞。方以生脉散补益心肺气阴，半夏、陈皮、青皮、黄芩、紫菀清化痰热，丝瓜络既可疏通肝络，也可清化痰热，柴胡疏泄三焦之郁热，疏肝理气，当归、白芍养血活血，兼柔肝敛肝，与柴胡相伍更增疏肝之效。

五、滑 阳中阴

【提要】

概述滑脉的脉象特点、相类鉴别及其临床意义。

【原文】

滑脉，往来前却[1]，流利展转[2]。替替然如珠之应指[3]《脉经》。漉漉如欲脱[4]。

【时珍原注】

滑为阴气有余，故脉来流利如水。脉者，血之府也。血盛则脉滑，故肾脉宜之；气盛则脉涩，故肺脉宜之。

《脉诀》云：按之即伏，三关如珠，不进不退，是不分浮滑、沉滑、尺寸之滑也，今正之。

【注释】

[1]往来前却：一来一往，一前一后。却，即退后的意思。

［2］流利展转：指滑脉往来流利，指下有翻滚之感。展转，即翻滚的意思。

［3］替替然如珠之应指：滑脉往来流利，交替不断，指下感觉如珠走盘。替替然，即交替不断的样子。

［4］漉漉如欲脱：滑脉的脉象有如不断渗出的水珠般流利。漉漉，形容水珠不断渗出的样子。

【译文】

滑脉的脉象，上下起伏及前后流动都是流利不断的，且指下有滚动之感。其脉象的感觉，既像盘上的珠子滚动不停，也像不断滚动的水珠接连不断。

【原文】

体状相类诗

滑脉如珠替替然[1]，往来流利却还前[2]。

莫将滑数为同类[3]，数脉惟看至数间[4]。

【时珍原注】

滑则如珠，数则六至。

【注释】

［1］滑脉如珠替替然：比喻滑脉的脉象有如珠玉一般在盘中连续不断地滚动。

［2］往来流利却还前：往来，指脉之起伏。滑脉往来流利，是说起伏之间几乎没有停顿的感觉。却，即退后。却还前，指退去即来，亦指连续不断的意思。

［3］莫将滑数为同类：滑脉有流利之感，中间无停顿。而数脉跳动快，似有流利之意。但二者有明显不同。数脉仅是次数上的流利不断，滑脉却有上下起伏、前后流动上的流利感，且兼有指下如圆珠流转般的滑利感。

［4］数脉惟看至数间：区别滑脉和数脉，要注意二者虽均有脉之来往流利不断之感，但数脉强调次数快，为一息六至。滑脉则不以次数为判断标准。

【译文】

滑脉如珠滚动，连续不断。其起伏之间、前后之间均连续不断。数脉因其跳动快，似也有滑利之感，但二者有明显不同。滑脉有上下起伏之间的速率及前后流动之间的速率增快，但数脉仅是跳动快，即一息六至。

【原文】

主病诗

滑脉为阳元气衰[1]，痰生百病食生灾[2]。

上为吐逆下蓄血[3]，女脉调时定有胎[4]。

寸滑膈痰生呕吐[5]，吞酸舌强或咳嗽[6]。

当关宿食肝脾热[7]，渴痢癫淋看尺部[8]。

【时珍原注】

滑主痰饮，浮滑风痰，沉滑食痰，滑数痰火，滑短宿食。《脉诀》言：关滑胃寒，尺滑脐似冰。与《脉经》言关滑胃热，尺滑血蓄，妇人经病之旨相反，其谬如此。

【注释】

〔1〕滑脉为阳元气衰：滑脉为阳脉，与阳气衰有关。一般认为滑脉主痰饮食积或实热证，此处为何称为元气衰？《脉学求真》认为："或以气虚不能统摄阴火，脉见滑利者有之。"阴火之论以李东垣论述最详，为脾气虚而元气外浮上越，临床可见气短乏力而又身热，此时宜甘温益气而除其身热。因脾气虚弱而内热蒸腾，可见脉滑利而重按之软弱无力。

〔2〕痰生百病食生灾：痰饮食积等邪气壅滞于内，导致气血涌动，故见往来流利，应指圆滑。痰饮食积因其干扰气血运行，常可致百病丛生。

〔3〕上为吐逆下蓄血：滑脉为痰饮，在上可致胃失和降，在下可致血脉不畅而生蓄血。因胃虚易生痰，痰阻气机则胃气上逆而致呕吐。痰浊日久也可致气血阻滞，而致气滞血瘀，瘀血易于停滞于下焦小腹部位，故称下蓄血。

〔4〕女脉调时定有胎：滑脉若兼有调和之象，即来去不急不缓，按之有神有根，即为正常的生理状态。其流利之象多表明女子有孕。

〔5〕寸滑膈痰生呕吐：寸部见滑脉，可主胸膈以上的上焦痰饮停蓄。上焦痰浊多阻滞肺气，致肺之肃降失常，再引起胃气不降，易见胃气上逆之呕吐痰涎的表现。

〔6〕吞酸舌强或咳嗽：寸部见滑脉可出现胃气上逆之吞酸，或肺气上逆之咳嗽，或痰浊蒙蔽心窍的病变，可出现舌

强及言语不利的症状。

[7] 当关宿食肝脾热：若关部见滑脉，多主中焦病变，多见胃中宿食，或肝郁化热、肝脾不和或肝气犯胃等证。

[8] 渴痢癫淋看尺部：尺部见滑脉，多主下焦病变，可见口渴多饮、小便不利，或湿热阻滞大肠的痢疾，以及阴囊坠胀疼痛的癫疝等病症。痢，即痢疾。淋，即小便淋漓不畅的病症。癫疝，病名，为寒湿引起的阴囊肿大。

【译文】

滑脉为阳脉，主人身元气虚衰，或主痰饮食积，或见因痰饮食积所致的胃气上逆之呕吐或痰饮导致下焦的瘀血。若育龄女子见滑脉，脉象从容和缓、流利、有神，则可断定为孕脉。

寸部脉滑，则为上焦病变，可见痰饮、呕吐、咳嗽、反酸，或舌强不能语。关部脉滑，则为中焦病变，可见宿食内停，或肝脾有热。尺部脉滑，多为下焦病变，可见口渴、小便不利、痢疾及癫疝。

【名家论述】

1.《素问·诊要经终篇》曰：滑者，阴气有余；阴气有余，故多汗身寒。伪诀云：胃家有寒，下焦蓄血，脐下如冰。与经旨未全违背，第不知变通，禅家所谓死于句下。仲景以"翕、奄、沉"三字状滑脉者，翕者合也，奄者忽也，当脉气合聚而盛之时，奄忽之间，即以沉去，摹写往来流利之状，极为曲至。又曰：沉为纯阴，翕为正阳，阴阳和合，故令脉滑，关尺自平。此言无病之滑脉也。若云：阳明脉微沉者，当阳部见阴脉，则阴偏胜而阳不足也。少阴脉微滑者，当阴部见阳脉，则阳偏胜而阴不足也。三部九候，各自不同。伪诀云：按之即伏，不进不退。是不分浮滑、沉滑、尺寸之滑矣。仲景恐人误认滑脉为沉，下文又曰：滑者，紧之浮名也。则知沉为翕奄之沉，非重取乃得一定之沉也。而伪诀云"按之即伏"，与翕奄之沉，何啻千里；云"不进不退"，与滑之象尤为不合。夫血盛则脉滑，故肾脉宜之；气盛则脉滑，故肺脉宜之。此皆滑中之平脉。叔和言"关滑胃热"，乃指与数相似，正（内经）所云"诸过者切之"之滑也。要之兼浮者毗于阳，兼沉者毗于阴，是以或来或热，从无定称，惟衡之以浮沉，辨之以尺寸，始无误耳。故善于读书，则如伪诀"胃家有寒"诸说，亦可通之于经。不善读书，《内经》"阴气有余"一语，适足以成刻舟求剑之弊。脉岂易言也哉？（《脉诀汇辨·四言脉诀·二十八脉》）

2. 滑：其象往来流利，如珠走盘，不进不退。滑脉为阳元气衰，痰生百病食生灾，上为吐逆下蓄血，女脉和时定有胎。寸滑膈痰生呕吐，心惊舌强缘热故，当关宿食肝脾热，渴痢癫淋看尺部。（《杂病源流犀烛·诸脉主病诗》）

3. 滑脉之诊，实大相兼，往来流利如珠，按之则累累然滑也。其主或为热，或为虚，此阳脉也。疮疽之病，脓未溃者，宜内消也。脓溃之后，宜托里也。所谓始为热，而后为虚也。（《外科精义·论脉症名状二十六种》）

【脉法阐微】

滑脉的脉象为流利之象，多以如珠走盘或如盘滚珠等形象语描述。流利的内涵，当从两个方面来理解。一是指脉之往来流利，往来流利即是去来皆流利，亦即指下脉搏的起伏之间顺畅无阻。指下感觉到脉之起伏没有停顿，即为顺畅无阻。二是指脉之前后流利，即三指之间，由心走手的方向分别是无名指、中指、示指，其脉搏之势亦是畅通无阻，三指一来俱来，一去俱去，同步进行，此为流利之义。

滑脉的脉象，尚有充实之感，即如珠之象。珠为圆滑充实，有形之感。由滑脉所主之痰饮可知，其血管内容物充实饱满，故有圆滚翻腾之象。当然，此圆珠物可大可小，位置可浮可沉，寸、关、尺三部均可出现，与痰饮的多少、轻重及所在部位相关。

【现代研究】

有研究表明，生理性滑脉末梢血管扩张的程度较大，心每搏输出量增多，而总外周阻力降低；病理性滑脉则心每搏输出量减少，而总外周阻力略增大，末梢血管扩张，动脉弹性模量减少，血管内膜壁光滑，血液黏度降低等。滑脉的出现尚有其他因素，如心率、心肌收缩力、血液的容量和质量等，都是通过影响心每搏输出量和总外周阻力而影响滑脉形态的。傅氏通过观察献血员和正常人饮酒后心血管功能改变引出滑脉，这种实验性滑脉都具有心排血量减少的特点，与上述病理性滑脉形态相似。何玉萍为探讨心脑血管病滑脉者心血管功能的改变，分析了71例滑脉冠心病、中风病患者脉象图的心功能指标，并与126例非滑脉者进行比较，结果表明：滑脉组患者主要表现在左心泵力减弱、有效循环量不足、动脉硬化、肺动脉高压高阻；与非滑脉组患者比较，各项指标差异均有统计学意义，提示心脑血管病滑脉者有心血管功能损害。

黄士林等按滑脉的图形、滑的程度不同分成三度：即稍滑脉，常见于正常人；一般性滑脉，见于孕妇滑脉及病理滑脉；重滑脉，为病情严重时的滑脉，预示某些疾病的恶化、活动或进展。临床检测结果表明，滑脉可见于多种疾病，依其程度的不同，可作为一项判断病情和疗效的指征。

李浩然等对滑脉进行观察，发现外感发热将汗之际，滑脉患者占95.8%，支气管咯血及肺结核、肾结核、溃疡病等患者，出血之前均见滑脉。观察23例经治疗缓解的急性阑尾炎出现滑脉者，其中22例停药后3～10天复发，仅1例停药后三天滑脉消失而获近期治愈，认为滑脉是病根未除表现之一。李氏又在高热患者治疗中发现，热退后仍现滑脉者均在2～3天复发。此外，细菌性痢疾、肺结核、尿路感染及慢性肾炎等病患者，即使临床治愈而仍见滑脉者，均非痊愈之征象。

从病理上说，滑脉多为实证，正气不虚，多见"痰证、热证、食积证"，低蛋白血症，血清凝固机制差等症，似乎与风湿毒热病邪引起人体血量多、流速快有关。

唐亚平等对1 062例在校健康大学生进行滑脉测定。受检者中，滑脉为163例，占受检者总数的15.35%，在超重或肥胖体型者中出现的比例明显高于消瘦体型、正常体型者，在正常体型者中出现的比例明显高于消瘦体型者，在男女之间、各个季节之间出现比例的差异无统计学意义，因此认为生理性滑脉与体型胖瘦存在着密切的相关性，体型胖瘦是判断生理性滑脉的重要依据。

滑脉的产生，也有因胃肠内容有积滞，发生腐败分解，毒性物质被吸收入血，引起机体的发热反应，心搏增强，血流疾速、阳盛热实，故脉气亦见充实滑利。又由于阳盛生热，热盛生风。滑脉能与痰饮的症候相应，也当是水饮停滞物有腐败性分解，毒素进入血所发生的反应，这和胃肠内容积滞时形成滑脉的机制当有其相同之处。有形的积滞不被排除，则病理刺激就继续存在，因而机体的兴奋性即相应地加强，这就是痰饮宿食出现滑脉的病理基础，也是"滑主里实"的由来。

女子二尺滑而和，为阴气有余主有孕。这是和妊娠期的血量增加相吻合的。血为阴，阴气有余就是血量充足，在妊娠时胎儿及母体的需要增加，因之全身的血容量有代偿地增多，心脏的工作也因此而加强，血液循环增速，血管充实饱满，因之脉象就冲和滑利。

总之，只有病实而血气充足的情况下，机体的反应和兴奋才能提高，才能出现滑脉。如果病实而体虚，机体反应低落时，就不会出现滑脉了。此即元代滑伯仁所说的"滑为血实气壅之候"。

【临床应用】

1. 子和治一人，泻利不止如倾，众以为寒，治近二十载（非虚寒可知）。脉之，两寸皆滑，子和不以为寒。所以寒者，水也。以茶调散涌寒水五七升，又以无忧散，泻水数十行（当有所去，下乃愈），次以淡剂利水道，后愈。此通因通用法也。（《古今医统大全·卷之三十五·泻泄门》）

按：泻利不止二十年，前医治皆以寒而未愈，说明本病非虚寒，而以实证、热证的可能性大。泻利虽病发在大肠，但病机却宜深究，其病性若属实热，也当详辨是否兼夹湿热、痰热、风热等邪气。从脉象上来看，两寸滑，寸主上焦，滑主痰湿热，说明病因在上焦痰热，在上者，因而越之，宜用吐法。张子和所用茶调散为瓜蒂加茶调，即以之呕吐痰涎之剂。但因在上之痰湿热，延及下焦致泻，故在吐剂后再用淡渗利湿除热剂治之。无忧散，即木通、桑白皮、陈皮、胡椒、白术、木香、牵牛、生姜等药，为清利湿热之品。

2. 简某，病感症发热饱闷，神思昏沉，不更衣者八日矣。诸医投发表攻中不效，且益甚。脉之滑而有力，面壅热通红气粗，舌苔黄厚而燥，按其胸微痛。此感症兼食，俗名停食伤寒是也。乃用逍遥散加熟地二两。或曰：如许发热，又兼饱胀，何堪复用补药。曰：此乃发表攻里之剂，用之以代麻、桂、硝、黄者也。（此法固妙，要当用于发表攻中之后。）第服此则汗至而便通，热自退，胀自除矣。一剂淋漓汗下，二剂下黑矢十余枚，诸症悉愈。或问其旨，曰：此症初起本应逍遥合小柴胡，发汗开肌，助脾消食则愈矣。乃风燥混表，肠胃干枯，宿物燥结，愈不能出。仍用逍遥散，重加熟地养阴，使阴水外溢，则汗自至，阴气下润，则便自通也。继用六君、归、芍而愈。（《续名医类案·卷三·温病》）

按：脉滑而有力，有力脉可主实证，而滑脉除主热证外，尚主痰饮、食积等症，故还应四诊合参。由发热饱闷、不大便，可知食积在里，又兼外感。面红气粗，苔黄厚燥，胸部按痛，可知实热在里。治宜消食通便泻热。表寒里实，宜用发表攻里之双解法，但前已用发表攻中之药而不效，说明食积因脾胃虚弱所致，采用攻中之法为犯虚虚之戒，故治当以补中益气兼润肠通便之逍遥散和解表益气之小柴胡合方治之。

3. 一士人患恶寒。右尺独滑。尺滑者，湿热下陷也。恶寒者，因积劳伤脾，胃气下陷，谷气不得升发，无阳以护荣卫也。用补中益气汤加肉桂，二剂而愈。（此殆阳陷入阴之症，非湿热也。）（《续名医类案·卷六·恶寒》）

按：左脉主阴，右脉主阳。右尺独滑为中气下陷，阳气陷于下焦所致。患者恶寒为在里之中气虚弱，而谷气不充，营卫两虚，而致在表之营卫不和，非为外表有邪。故宜用补中益气汤，益气升提，加肉桂者为引火归元之用。

4. 一妪，患右腰痛胀欲捶，多药不效。孟英视其形虽嬴瘦，而脉滑痰多，苔黄舌绛。曰：体虚病实，温补非宜。苟不攻去其疾，徒以疲药因循，则病益实，体益虚，糜帑劳师，养成寇患，岂治病之道哉？先以雪羹加竹茹、楝实、绿萼梅、杏仁、花粉、橘红、茯苓、旋覆花，送控涎丸，服后果下胶痰。三进而病若失，嗣与调补获痊。（《王孟英医学全书·王氏医案续编·卷一》）

按：本虚标实之证，应视其标本缓急而治分先后。患者体虽虚弱，但脉症均属实证，腰胀痛者为气滞甚，苔黄舌绛为实热郁遏于里，加上痰多，可知脉滑为痰阻气滞化热所致。脉症合参，当急则治其标实，宜理气、化痰、润燥、清热，而以攻逐痰气为主。故方以峻攻痰饮之控涎丹为主，并用橘红、茯苓、旋覆花、杏仁、天花粉、竹茹等降气化痰。以雪羹调服此方，更有泻热止痛之功。

5. 郑某，女，30岁。产后两个多月以来，经常咳嗽，每咳一声即不由自主地排尿少许。医诊支气管炎。久用止咳化痰之中、西药物始终不效。细审其病，除咳而遗尿之外，并见其面色㿠白，言语无力，心烦心悸，胸满气短，舌苔白，脉虚弦滑。因思脉虚者，气阴俱虚也；弦者，肝脉也，滑者，痰热也。若合之于证必气阴俱虚，痰热内郁，肝木失达所致。因拟补气养阴，清化痰热，疏肝理气。

处方：柴胡9 g、当归9 g、白芍9 g、麦冬9 g、党参9 g、五味子9 g、半夏9 g、陈皮9 g、青皮9 g、紫菀9 g、黄芩9 g。

服药2剂，诸症俱减；继服6剂，诸症消失而愈。（朱进

上篇 七言脉诀

忠《中医脉诊大全》）

按：本案脉症合参，可知为气阴两虚兼痰热之证。因脉虚而弦滑，可知虚中夹实，虚为气阴两虚，实为肝气郁和痰热。咳而言语无力为肺气虚弱，咳而遗尿为肺肾气虚，心烦心悸为阴虚和痰热。胸满气短有两个原因：一为气虚，一为痰湿阻滞。故以补气养阴、清化痰热、疏肝理气之法，以当归、白芍、麦冬滋阴，党参、五味子补气，半夏、陈皮、青皮、紫菀、黄芩清热化痰止咳，柴胡、白芍疏肝理气。脉虚可为气虚、血虚、阴虚、阳虚，案中脉虚并未明确指出是否兼有细脉，但为何断为阴虚？与滑脉的机制有关。滑脉既可主热，也可主痰湿，因阴虚生内热易煎熬津液成痰，内生痰热则可呈滑脉，再继发导致肝气不舒而兼有弦象。

六、涩阴

【提要】

概述涩脉的脉象特点、相类鉴别及其临床意义。

【原文】

涩脉，细而迟，往来难[1]，短且散[2]，或一止复来[3]《脉经》。参伍不调[4]《素问》。如轻刀刮竹[5]《脉诀》。如雨沾沙[6]通真子[7]。如病蚕食叶[8]。

【时珍原注】

涩为阳气有余，气盛则血少。故脉来寒滞，而肺宜之。《脉诀》言：指下寻之似有，举之全无。与《脉经》所云，绝不相干。

【注释】

［1］往来难：指涩脉往来之间有艰涩不畅感。

［2］短且散：指涩脉脉象尚有首尾俱短，不及寸、关、尺三部，以及浮散无力之象。

［3］一止复来：指涩脉脉律不齐，中间时有一止。

［4］参伍不调：指涩脉之节律参差不齐。参伍，即错杂不齐之意。

［5］轻刀刮竹：指涩脉脉象有如用很轻的刀子去刮竹片，在经过竹节之时有艰涩不畅之感。

［6］如雨沾沙：指涩脉脉象有如雨点黏结形成的沙团一样，虽有结块，但如细沙样，触之即散。

［7］通真子：即刘元宾。为宋代针灸家，号通真子，安福（今属江西）人。著有《补注王叔和脉诀》《脉要秘括》等书。

［8］病蚕食叶：得病之蚕进食桑叶时，有缓慢艰难无力之象，以此形容涩脉脉象之不畅感。

【译文】

涩脉的脉象，脉管细，跳动迟缓，往来之间显得艰难不畅。脉体短而浮散，或节律不齐，中有一止而复来，或节律时快时慢。又如轻刀刮竹，即时快时慢，在其光滑处轻而快，在竹节处缓慢而艰难。又如雨沾沙，触之即散。也如病蚕食桑，缓慢无力而艰难。

【原文】

体状诗

细迟短涩往来难，散止依稀应指间[1]。

如雨沾沙容易散。病蚕食叶慢而艰。

【注释】

[1]散止依稀应指间：指涩脉在指下的感觉，类似于散脉和歇止脉。

【译文】

涩脉脉形细而短，其来去之间有迟缓不畅之感。其指下有类似于散脉与歇止脉的感觉。如雨点打在沙子上，沾之即散。也如病蚕食桑叶，缓慢而艰难。

【原文】

相类诗

参伍不调名曰涩，轻刀刮竹短而难。

微似秒芒微软甚[1]，浮沉不别有无间[2]。

【时珍原注】

细迟短散，时一止曰涩。极细而软，重按若绝曰微。浮而柔细曰濡，沉而柔细曰弱。

【注释】

[1] 微似秒芒微软甚：微脉似禾芒般极细极软。

[2] 浮沉不别有无间：微脉无论是浮取还是沉取，均似有似无，按之欲绝。

【译文】

涩脉的特征是脉搏参差不齐，即时快时慢、时大时小、时粗时细，有如轻刀刮竹，脉形短而不畅。微脉也有不畅之感，但似禾芒一般极细极软，无论浮取或沉取均感似有似无。

【原文】

主病诗

涩缘血少或伤精[1]，反胃亡阳汗雨淋[2]。

寒湿入营为血痹[3]，女人非孕即无经[4]。

寸涩心虚痛对胸，胃虚胁胀察关中[5]。

尺为精血俱伤候[6]，肠结溲淋或下红[7]。

【时珍原注】

涩主血少精伤之病，女子有孕为胎病，无孕为败血。杜光庭云：涩脉独见尺中，形散同代，为死脉。

【注释】

[1] 涩缘血少或伤精：涩脉形成的原因或为血少或为伤精，导致脉道枯涩而不畅。

[2] 反胃亡阳汗雨淋：反胃，即胃气上逆之呕吐。亡

阳，指大汗淋漓导致阳气亡脱。本句指剧烈呕吐或大汗淋漓后，导致津伤血少而脉道不利，故显现为涩脉。

[3] 寒湿入营为血痹：营血为寒湿凝滞，常见血痹病，可见涩脉。

[4] 女人非孕即无经：原文自注中的"涩主血少精伤之病，女子有孕为胎病，无孕为败血"说明育龄女子见涩脉有两种病机。一为血少精伤而致脉道枯涩不畅，此时必因精血亏虚不能养胎，易出现胎儿发育不良的病症；二是瘀血阻滞，旧血不去则新血不生，终致血瘀与精血亏虚同在的闭经。

[5] 胃虚胁胀察关中：关部见涩脉，多为胃气虚损或肝失疏泄，常有两胁胀闷不适。

[6] 尺为精血俱伤候：因尺脉主下焦，故尺脉涩可为肾之精血亏虚。

[7] 肠结溲淋或下红：尺脉主下焦，也可对应下部脏器，如大肠、膀胱、子宫等。尺部脉涩可见大便干结、小便淋漓不畅，或便血，或月经崩漏。

【译文】

涩脉的产生机制，可为精伤或血少，如剧烈呕吐、大汗淋漓之后伤及精血。也可因寒湿入营血，导致血行凝滞不畅。育龄女子见到涩脉，若在孕期，则为精血不足以养胎；若非孕期，则可能为精血亏少与瘀血阻滞所致的闭经。若寸脉涩，多为心之气血亏虚，脉道阻滞，而出现胸部疼痛；若关脉涩，多为胃气虚弱，肝失疏泄，可见两胁胀痛；若尺部脉涩，多为精血亏虚，可见大便干结、小便不利，或便血，或女子崩漏。

【名家论述】

1. 涩者，不流利、不爽快之义也。《内经》曰参伍不调，谓之凝滞而至数不和匀也。《脉诀》以轻刀刮竹为喻者，刀刮竹则阻滞而不滑也。通真子以如雨沾沙为喻者，谓雨沾金石，则滑而流利；雨沾沙土，则涩而不流也。李时珍以病蚕食叶为喻者，谓其迟慢而艰难也。伪诀云指之寻之似有，举之全无，则是微脉而非涩脉也。王叔和谓其一止复来，亦有疵病。盖涩脉往来迟难，有类乎止，而实非止也。又曰细而迟，往来难。且涩者，乃浮分多而沉分少，有类于散而实非散也。须知极软似有若无为微脉，浮而且细且软为濡脉，沉而且细且软为弱脉。三者之脉，皆指下模糊而不清爽，有似乎涩而确有分别也。肺之为脏，气多血少，故右寸见之，为合度之诊；肾之为脏，专司精血，故左尺见之，为虚残之候。不问男妇，凡尺中沉涩者，必艰于嗣，正血少精伤之症也。如怀子而得涩脉，则血不足以养胎。如无孕而得涩脉，将有阴衰髓竭之忧。大抵一切世间之物，濡润则必滑，枯槁则必涩。故滑为痰饮，涩主阴衰。理有固然，无足疑者。（《诊家正眼·涩脉》）

2. 涩：血少而滞属阴。涩大：火盛血枯。涩小：为血气俱少，少食，心痛，痹，瘛疭，噎膈反胃肠结。微、濡、弱

皆血气衰微之脉。微涩：为体痹，寒栗，咳逆唾腥。弱涩：为精冷无子。《医碥·切脉·各脉主病》

【脉法阐微】

涩脉的脉法，从其如轻刀刮竹之形象可悟出大概。轻刀划过竹子的主干时，因其表面光滑，阻力极小，故用力轻而速度快。但划至竹节时，遇到了阻碍，故须用力重，且速度慢。又因在相类脉进行对比时，李时珍特意将微脉与涩脉并列，故可推知其脉体之宽度总体偏于细小。总结其特点，可以概括为：脉律时匀时不匀，脉率时快时慢，脉力时大时小，脉宽时粗时细。

涩脉形成机制主要有伤精血少或气滞血瘀，且二者之间有互为因果的关系，即精血亏虚可致脉道枯涩而血行瘀滞，气滞血瘀产生败血会致精伤血少。后世医家认为痰食阻滞、虫积等也可致涩脉，因痰浊、食积、虫积等均可阻滞气机，直接或间接导致气血运行不畅，与气滞血瘀之机制有类似之处。

【现代研究】

涩脉是以指感不流利为主要特征的一种脉象，心电图检查发现涩脉的患者绝大多数为心房纤颤，少数为室性、房性期前收缩及二度房室传导阻滞。心房纤颤时心排血量降低，心律完全不规则，故脉律不齐，脉搏强弱不匀。涩脉的心血管功能与平脉比较，心脏每搏和每分输出量显著减少，PEP/LVET（射血前期与左室射血期比值）延长，FI（心力系数）

降低，外周阻力增大，血管顺应性降低，表明涩脉时心血管功能明显受损。

王双英观察了60例冠心病涩脉患者，临床辨证为"心阳不振""心血瘀阻"，结合临床症状和心脉功能分析，对涩脉形成的机制进行初步探讨。心阻抗微分图特征表明，A波加深，C波幅度降低，D波呈平坦、宽大、高尖等改变，心功能指标皆低于正常值，表明心肌收缩力减弱，心每搏输出量减少，血管弹性降低，外周阻力增加，血液流速、流量减少等变化，是形成涩脉的主要因素。

当水湿停滞时，必然是与血液成分的改变和毛细血管的机能不全有关，当血液成分改变，尤其是血浆蛋白下降，血管内渗透压降低，必然使血管壁的通透性增加，体液外渗，因而肌肉敦厚，皮肤绷紧，脉波轮廓不清，又是必然现象，这就是脉涩主湿和脉涩伤精（包括水精和精液）的主要论据。

《素问·平人气象论》中的"脉涩曰痹"，是因风寒湿三气合而成痹，不但能侵犯肢节经络，而且心脏也常被累及，迨至心机能失调时，水肿当然就更会发生，涩脉自更易于出现。《素问·脉要精微论》曰："涩则心痛。"中医之心痛是包括胃脘痛在内而言的。涩脉的出现，必然是和心机能不全、收缩无力等因素有关。因此涩则心痛，既可以理解为心脏本身的疼痛，也可理解为胃脘痛，在心排血机能低下的情况下，所出现的消化机能障碍，也就是火不生土的证明。后天水谷之气不充，则心机能也将蒙受损害。这种互为因果的病理推移关系，也就是恶性循环的连锁反应。出现涩脉时的盗汗骨蒸、血少气滞等全身衰弱的各种症状，都是在血液循环机能不全的情况下所出现的相应现象，至于涩脉能单独出现在寸口六部中之某一部，而与相应的脏腑发生着彼此的联系，这从相对和比较的观点上来说，也可有其意义。

【临床应用】

1. 须发已白大半。脐左坚大如盘，隐隐微痛，不大便数十日。先延外科治之，外科谓肠痈，以大承气下之三四次，终不通。延余诊视，按之坚冷如石，面色青黄，脉短涩而迟。先尚能食，屡下之后，糜粥不进，不大便已四十九日。余曰："此癥也，金气之所结也。"以肝木抑郁，又感秋金燥气，小邪中里，久而结成，愈久愈坚，非下不可，然寒下非其治也。以天台乌药散二钱，加巴豆霜一分，姜汤和服。服至三次后，始下黑亮球四十九枚，坚莫能破。继以苦温甘辛之法调理，渐次能食。又十五日不大便，余如前法，下至第二次而通，下黑亮球十五枚，虽亦坚结，然破之能碎，但燥极耳。外以香油熬川椒，熨其坚处，内服苦温芳香透络，月余化尽。（《吴鞠通医学全书·吴鞠通医案·卷二·积聚》）

按：腹部按之坚硬疼痛，大便秘结，此为大肠结实证，但当辨其寒结与热结。前医以大承气汤攻下无效，且伤及胃气而不能食。辨证精微之处，当以脉症合参：脉短涩而迟，迟主寒凝，短与涩均主气血瘀滞不通；且腹部按之坚冷，面色青黄，也提示为实寒凝结。故用天台乌药散温散寒结，加巴豆霜攻下冷积。

2. 毛允之戌冬患感，初治以温散，继即以滋阴，病日以剧，延至亥春。或疑为百日之劳，或谓是伤寒坏证，而凤山僧主升、柴、芪、术以补之，丁卯桥用轻粉、巴霜以下之，杂药遍投，形神日瘁。乃尊学周延孟英视之。脉来涩数上溢，呃忒口腻，虽觉嗜饮，而水难下膈，频吐涎沫，便秘溺赤，潮热往来，少腹如烙，按之亦不坚满。曰：此病原属冬温，治以表散，则津液伤而热乃炽。继以滋填，热邪愈锢，再施温补，气机更室。升、柴、芪、术欲升其清，而反助其逆；巴霜、轻粉欲降其浊，而尽劫其阴。病及三月，发热不是表邪；便秘旬余，结涩非关积滞。且脉涩为津液之已伤，数是热邪之留着，溢乃气机为热邪所壅而不得下行，岂非温邪未去，得补而胶固难除，徒使其内烁真阴，上熏清道，以致一身之气，尽失肃清之令。法当搜剔余邪，使热去津存，即是培元之道；伸其治节，俾浊气下趋，乃为宣达之机。何必执参、茸为补虚，指硝、黄为通降哉？以北沙参、紫菀、麦冬、知母、花粉、兰草、石斛、丹皮、黄芩、桑叶、栀子、黄连、木通、银花、橘皮、竹茹、芦根、橄榄、枇杷叶、地栗、海蛇等，出入为方。服之各恙递减，糜粥渐加，半月后始得大解，而腹热全消，谷食亦安，乃与滋阴善后而愈。（《王孟英医学全书·王氏医案·卷一》）

按：本案以脉定证，颇为精细入微。脉涩为津液已伤，数是热邪之留着，溢乃气机为热邪所壅而不得下行，均能切中病机：津伤，故便秘无所苦；阴虚火旺，则潮热往来、少腹如烙；热邪壅滞于上，则嗜饮但水难下膈、呃逆。口腻、频吐涎沫，看似痰饮上逆，实则为阴虚肺燥及燥热上逆证。治之以清热降逆、滋阴润燥之法，与清燥救肺汤义相类。

3. 脉沉而涩滞，模糊不分至数，肢凉畏冷，涎沫上涌，二便涩少，神气不爽。曰：此途次感风湿之邪，失于解散，已从热化，加以温补，致气机愈形塞塞，邪热漫无出路，必致烁液成痰，逆行而上。但与舒展气机，则痰行热降，诸恙自瘳矣。以黄连、黄芩、枳实、橘皮、栀子、淡豉、桔梗、杏仁、贝母、郁金、通草、紫菀、竹茹、芦菔汁等药，三服而起，调理匝旬遂愈。（《王孟英医学全书·王氏医案·卷一》）

按：本案中涩脉主气血郁滞不畅，究其病因，乃风湿化热，且误以温补，邪热内蒸，灼液为痰，痰热阻滞气机，故致脉沉而涩滞。气血不能畅达四肢，则肢凉畏冷。痰热内郁故涎沫上涌。故治以舒展气机、化痰清热为法。

4. 智某，女，32岁。在春节期间突然发热咳嗽。某医以抗生素、病毒唑治疗后，虽然发热很快消退，但咳嗽反见加剧，有时咳嗽不止，难于平卧。转至某院住院治疗，诊为支气管肺炎。医先予多种抗生素与止咳化痰药治疗5个多月不效，后又配合中药宣肺止咳、清热解毒等药治疗1个多月仍无明显效果。因其经济难以支持，不得不出院。审其咳嗽连续不断，平卧时更甚，胸满胸痛，头晕头痛，口苦口干，不欲饮食，舌苔白，脉弦细涩。因思弦脉者，少阳胆脉也；涩者，寒饮阻滞也。因作小柴胡汤加减和解枢机，佐以化饮止咳。

处方：柴胡10 g、半夏10 g、黄芩10 g、干姜4 g、五味子10 g、丝瓜络10 g、紫菀10 g。

服药4剂后，咳嗽、胸满气短、头晕头痛均好转，继服15剂后，诸症均消失而愈。（朱进忠《中医脉诊大全》）

按：久咳不愈，见脉弦细涩，可知有寒饮郁滞于内。弦脉可为饮，可为肝胆三焦之气为邪气所阻；细脉可为寒凝，可为阴血虚；涩脉为气血凝滞。结合四诊资料，平卧时咳嗽更甚，提示有水饮。胸满胸痛，口苦口干，提示病变在少阳气机郁滞而化。而头痛头晕既可为水饮上冲，也可为郁滞之气化火上冲。综合脉症，可知本病主要是少阳枢机不利，气滞寒凝痰饮内停所致，故以小柴胡汤去人参、大枣、甘草，加干姜、五味子、丝瓜络、紫菀治之得效。少阳病本为虚实相兼之病，但本病以寒饮郁而化热，以实邪为主，所以去人参、大枣、甘草之补，加干姜散寒逐饮而止咳，五味子既可收敛肺气以止咳，与干姜相伍，其酸敛之性又可防止干姜燥热生火之弊。加入的丝瓜络、紫菀均有通肺络之功，可化痰利湿止咳，宣通肺之气机。

七、虚_阴

【提要】

概述虚脉的脉象特点、相类鉴别及其临床意义。

【原文】

虚脉，迟大而软^[1]，按之无力，隐指豁豁然空^[2]《脉经》。

【时珍原注】

崔紫虚云：形大力薄，其虚可知。《脉诀》言：寻之不足，举之有余。止言浮脉，不见虚状。杨仁斋言：状似柳絮，散漫而迟。滑氏言：散大而软，皆是散脉，非虚也。

【注释】

[1] 迟大而软：据后文"按之无力"，可知此处指浮取之为"迟大而软"，即轻取时有脉迟缓，有脉体宽大软弱无力之象。

[2] 隐指豁豁然空：虚脉隐隐约约搏动于指下，即无力的样子；豁豁然空，亦是无力的样子，特指用力按下后感到无力。

【译文】

虚脉，浮取之迟缓宽大而软，按之亦无力。指下隐隐跳动，重按之则豁然空虚。

【原文】

体状相类诗

举之迟大按之松[1]，脉状无涯类谷空[2]。

莫把芤虚为一例，芤来浮大似慈葱[3]。

【时珍原注】

虚脉浮大而迟，按之无力，芤脉浮大，按之中空。芤为脱血，虚为血虚。浮散二脉见浮脉。

【注释】

[1]举之迟大按之松：虚脉轻取迟缓而宽大，重按之松软无力。

[2]脉状无涯类谷空：虚脉的脉象，指下豁然空虚，就像无际的空谷一样。

[3]莫把芤虚为一例，芤来浮大似慈葱：虚脉与芤脉有着明显不同，不可混淆。其典型区别在于，虚脉欲加重按，愈是显得软弱；芤脉虽轻取浮而宽大，但有似慈葱般边实中空之状。慈葱，为一种食用葱，其边实而软，按之则中空。

【译文】

虚脉轻取迟缓宽大软，重按之则更加松软无力，其指下的感觉，就如无边无际的空谷一样，豁然空虚。芤脉亦为浮大而空之脉，与虚脉类似，但二者明显不同，芤脉虽有浮大之象，却有如葱管一样外实而中空。

【原文】

主病诗

脉虚身热为伤暑[1]，自汗怔忡惊悸多[2]。

发热阴虚须早治，养营益气莫蹉跎[3]。

血不荣心寸口虚[4]，关中胃胀食难舒[5]。

骨蒸痿痹伤精血[6]，却在神门两部居[7]。

【时珍原注】

《经》曰：血虚脉虚。曰：气来虚微为不及，病在内。

曰：久病脉虚者死。

【注释】

［1］脉虚身热为伤暑：脉虚兼见身热者，多为伤暑之症。因暑性升散，易伤津耗气，故感人则身热而脉虚。

［2］自汗怔忡惊悸多：虚脉常见于心阳气虚证。汗为心之液，自汗久则伤及心阳，易出现怔忡惊悸。

［3］发热阴虚须早治，养营益气莫蹉跎：阴虚内热者，可见脉虚，此时宜尽早养营益气。阴虚证常见低热、盗汗、五心烦热、两颧潮红、舌红少苔少津等症，临床宜四诊合参。

［4］血不荣心寸口虚：寸脉与上焦相应。寸脉虚，多为上焦心血不足。

［5］关中胃胀食难舒：关脉与中焦相应。关脉虚，多为脾胃气虚，无力纳化，故常见食后胃脘胀闷不舒。

［6］骨蒸痿痹伤精血：尺脉与下焦相应。尺脉虚，为下

焦虚损，多见骨蒸劳热，即低热有如由骨内所生；也可见下肢痿软无力。这些表现为肾之精血亏虚所致。痿痹：指肢体痿软无力或痿废不用。

［7］却在神门两部居：神门为尺部脉的别称。

【译文】

若夏季脉虚，多为感受暑热、耗气伤津所致，此时易出现汗多、心慌心跳或悸动不安。若脉虚因阴虚内热引起，宜尽早治疗，可采用养阴益气之法治之。寸部脉虚，可为心血不足。关部脉虚，可为脾胃气虚，食少纳呆，脘腹胀闷。尺部脉虚，可因肾之精血不足，出现骨蒸劳热或肢体痿软无力甚至痿废不用。

【名家论述】

1. 虚之为义，中空不足之象也，专以软而无力得名也。叔和云：虚脉迟大而软，按之豁豁然空。此言最为合义。虽不言浮字，而曰按之豁豁然空，则浮字之义已包含具足矣。崔紫虚以为形大力薄，其虚可知，但欠迟字之义耳！伪诀云寻之不足，举之有余，是浮脉而非虚脉矣。浮以有力得名，虚以无力取象。有余二字，安可施之虚脉乎？杨仁斋曰：状为柳絮，散漫而迟。滑氏曰：散大而软。二家之言，俱是散脉而非虚脉矣。夫虚脉按之虽软，犹可见也；散脉按之绝无，不可见也。虚之异于濡者，虚则迟大而无力，濡则细小而无力也。虚之异于芤者，虚则愈按而愈软，芤则重按而仍见也。王叔和曰血虚脉虚，而独不言气虚者，何也？气为阳，主浮分；血为阴，主沉分。今浮分大而沉分空，故独主血虚耳！夫虚脉兼迟，迟为寒象。大凡症之虚极者必挟寒，理势然也。故虚脉行指下，则益火之原，以消阴翳，可划然决矣。更有浮取之而且大且软，重按之豁然似无，此名内真寒，外假热，古人以附子理中汤冰冷与服，治以内真寒而外假热之剂也。（《诊家正眼·虚脉》）

2. 张路玉曰：叔和以虚脉迟大，每见气虚乏，往往有虚大而数者，且言血虚脉虚。东垣以气口脉大而虚者，为内伤于气；若若虚大而时显一涩，为内伤于血。凡血虚之病，非显涩弱，则弦细芤迟。如伤暑脉，虚为气虚，弦细芤为血虚，气血之分了然矣。慎斋有云：脉洪大而虚者防作泻，可知虚脉多脾家气分之病，大则气血不敛之故。正讹：寻之不足，举之有余，是浮脉而非虚脉矣。浮以有力得名，虚以无力取象：有余二字，安可施之虚脉乎？杨仁斋曰：状如柳絮，散慢而迟。滑伯仁曰：散大而软。二家之言，俱是散脉而非虚脉矣。审疑似：虚脉者，指下虚大而软，如循鸡羽之状，中取重按，皆弱而少力，久按仍不乏根，不似芤脉之豁然中空，按久渐出；涩脉之软弱无力，举指即来；散脉之散漫无根，重按久按，绝不可得也。（《四诊抉微·切诊·虚脉》）

【脉法阐微】

现行的中医药大专院校所用的《中医诊断学》教材中，对于虚脉的描述，多为"一切无力脉的总称"，这是不确切的。对照本书脉象描述，可知除了无力脉的特征以外，虚脉还特别强调脉位的深浅。虚脉的脉位偏浮，即在中间靠上的部位，也可浮于肌肤之表。这与虚脉形成的病机有关：一是气虚而气向外浮越，二是血虚或阴虚而阳气无以依附，则浮而向外。因虚脉而有外浮的趋势，故浮取则有脉体宽大之象，但沉取则脉管变细。不论浮沉均有脉体柔软如绵、脉力软弱之感，在此宜与芤脉相鉴别。芤脉虽浮而软弱，但其血管边界尚有略硬实之感，即如葱管之感。

【现代研究】

虚脉主要是由营养不良或消耗增加，因而血液的质和量均有降低，全身机能低落、真气不足所产生的。故能出现形体倦怠、恍惚多惊、虚烦和自汗发热等症状。溽暑时，如出现脉虚身热，认为是暑伤元气所致，这是因为天时炎热，新陈代谢亢进，生热及散热迅速，皮肌弛缓，汗腺扩张，故脉搏可能浮而无力。这和"壮火食气"的道理是一样的。

【临床应用】

1. 吴门金宪郭履台，年高入房，昏倦不食。医知其虚，服补中益气汤加姜、桂，不效。遣使迎余，兼夜而往视之，目不能瞬，口不能言，肌体如烙。余曰：脉大而鼓，按之如无，真气欲绝，正嫌病重而药轻耳。以人参三两，熟附三钱，煎液，半日饮尽，目开。再剂能言笑，数日神气渐复。用大剂补中，兼服八味丸，五十日而起。（《李中梓医学全书·里中医案》）

按：虚脉偏浮而软，本案"脉大如鼓，按之如无"，即指脉位偏浮，如鼓者，其形虽不细，但其内空虚，故可定为虚脉。按之如无，即无根之脉，其因在于肾元亏虚。病因为年高入房伤及肾元，昏倦者，乃少阴肾元亏愈，精神不振之象，如《伤寒论》所说少阴阳虚之"但欲寐"类似。不能饮食者，乃下元亏虚，火不生土，致脾胃气虚所致。因病因在肾，故以治脾胃虚弱之补中益气汤无效，改以益肾助阳之参附汤取效。

2. 沈氏仆恶寒发热，时躁烦，两脉空大，自觉气从耳鼻冲出洞然若无关闸，此脾肺亏损、阴火内动也。凡人受天之气必先入肺，乃行于下。其别气走于耳，宗气出于鼻，亦从胸中注于肺，以行其上，是肺实居气之要路，以行治节，肺脏亏损，则气之出入皆失其常，法当补脾敛肺，而气自治矣。黄芪、白术各五钱，炙草、防风各一钱，二剂脉稍敛，热稍减。四剂而燥已，耳鼻间气治如常，再以七味地黄丸，补养水脏而愈。（《续名医类案·卷十一·虚损》）

按：脉空大，即浮而大，按之软弱无力。此即虚脉，主气虚外浮而不敛。故恶寒发热一症，非为外感风寒所致之营卫不调，而是中气虚弱、卫气不固而营卫不调所致。时躁烦者，亦为营卫虚损和不调后，郁滞化热所致。阴火，为阳气虚损外浮所致之火。诸多病症，均由中气不足，肺脾气虚所致，故以黄芪补益肺气，收敛卫气而固表，与防风相伍，也有调和营卫之功。白术、炙甘草补益中气，以后天补益先天，甘温之剂可除虚热阴火。症减后，再以七味地黄丸补益肾元以固本。

3. 刘宗序治一妇，六月间劳倦中暑。其兄仲同知，喜看方书，为用六和汤、香薷饮之类，反加虚火上升，面赤身热。后邀刘诊视，六脉疾数，三部豁大而无力。刘曰：病先因中气不足，内伤瓜果生物，致内虚发热，非六和、香薷所能治，况夏月伏阴在内，重寒相合（所以夏月多此等症），此为阴盛隔阳之症。急用补中益气汤，加附子三钱，干姜一钱，同煎，置水中浸冷服之，其夜得熟睡。至天明，微汗而愈。仰谢曰：伏阴之说，既闻命矣。但不省以药冰之何也？刘曰：此即《内经》热因寒用、寒因热用之义，仰叹服。（《名医类案·卷二·内伤》）

按：脉浮大而空，此属虚脉。故面赤身热为虚火上升之象，不宜再用攻伐药更伤阳气。以脉定证，仍需参合病因。患者素体中气不足，又在夏月喜食瓜果生冷，致阴邪内伏，再感暑邪，津气大伤而伏阴未化，阴盛格阳，故辨证时不可为伤暑所惑，宜从脉辨证，以温补脾肾治之。其服药方法值得临证时学习借鉴，即温药冷服，以防虚火遇热药入口即吐。此法是对《内经》"热因寒用、寒因热用"之旨的具体应用。

4. 王某，男，29岁。3年多来，每到夏季即咳嗽气短，哮喘难止。今年4月份以来，虽经多方治疗，仍然咳嗽、哮喘不断。医诊支气管哮喘。经多方检查，除少数食物不过敏外，几乎对所有的衣、物、花粉、香料过敏。细审其证，除哮喘、咳嗽之外，并见汗出乏力，纳呆食减，头晕目眩，口干咽燥，舌苔白，脉虚大弦数。思之：虚大弦脉并见者，气血俱虚也；弦数脉者，肝热也。综合脉症思之：此必痰饮蕴伏，气阴俱虚，肝邪反乘肺金也。因拟补气养阴以培本，温肺化饮，疏肝理气泻火以治标。

处方：黄芪15 g、地骨皮10 g、紫菀10 g、党参10 g、茯苓10 g、柴胡10 g、半夏10 g、知母10 g、生地10 g、白芍10 g、麦冬10 g、肉桂10 g、甘草10 g。

服药4剂，哮喘大减；继服10剂，哮喘、咳嗽俱止。（朱进忠《中医脉诊大全》）

按：本案从脉辨证，以五行相克之理分析之，也就是运用气机升降之机来分析病机。脉虚为气血两虚，因纳呆食少故脾气虚，汗出乏力故肺卫气虚，口干咽燥故兼阴虚，咳喘不断故痰热蕴伏于内，肺虚则肝邪乘之，故脉见弦数之象。处方以黄芪鳖甲汤减鳖甲、秦艽、桔梗、桑白皮等药。此方可根据病情适当加减，广泛应用于脾肺气阴两虚兼痰热肝郁者，如兼失眠者加炒枣仁、合欢花、夜交藤，兼肝气郁滞者加香附、木香、川楝子，兼血虚便秘者加当归、肉苁蓉、火麻仁，兼痰湿阻滞者去鳖甲、天冬、生地，加薏苡仁、白豆蔻、神曲。

八、实^阳

【提要】

概述实脉的脉象特点、相类鉴别及其临床意义。

【原文】

实脉，浮沉皆得[1]，脉大而长微弦[2]，应指愊愊然[3]《脉经》。

【时珍原注】

愊愊，坚实貌。《脉诀》言：如绳应指来，乃紧脉，非实脉也。

【注释】

[1]浮沉皆得：实脉在浮取及沉取均有力。

[2]脉大而长微弦：脉体宽大，脉形长而略有弦象。

[3]应指愊愊然：指下坚实有力之感。愊（bì，音碧）愊然：坚实的感觉。

【译文】

实脉无论浮取还是沉取，均可明显感到其脉体宽大而长，脉管略有弦直之象，指下有坚实的感觉。

【原文】

体状诗

浮沉皆得大而长，应指无虚愊愊强。

热蕴三焦成壮火[1]，通肠发汗始安康[2]。

【注释】

[1] 热蕴三焦成壮火：三焦热邪蕴蓄，火热亢盛充实。壮火：为阳气有余，邪热亢盛。

[2] 通肠发汗始安康：实热证在表则以发汗散热，在里则通腑泻热。

【译文】

实脉的脉象，浮取或沉取皆宽大有力而长，脉搏应指充实有力。热邪充斥于三焦，为亢盛之实火，可采用发汗解表散热或通腑泻热的方法治之。

【原文】

相类诗

实脉浮沉有力强，紧如弹索转无常[1]。

须知牢脉帮筋骨[2]，实大微弦更带长[3]。

【时珍原注】

浮沉有力为实，弦急弹指为紧。沉而实大，微弦而长为牢。

【注释】

[1] 紧如弹索转无常：紧脉如弹性很强的绳索，绷紧时上下左右均可弹动。无常：形容紧脉上下左右均可弹手的样子。

[2] 须知牢脉帮筋骨：牢脉必须沉取至筋骨之上才可

得。

[3]实大微弦更带长：牢脉充实有力，脉体宽大，脉管略微弦硬且有延长之象。

【译文】

浮脉无论浮取或沉取均充实有力。紧脉虽有充实有力感，但更加侧重于其在上下左右均有绷紧弹跳感。牢脉也有充实有力感，但其脉位深沉于筋骨之上，脉体宽大，脉管略有弦硬而有延长之感。

【原文】

主病诗

实脉为阳火郁成[1]，发狂谵语吐频频[2]。

或为阳毒或伤食[3]，大便不通或气疼[4]。

寸实应知面热风[5]，咽疼舌强气填胸[6]。

当关脾热中宫满[7]，尺实腰肠痛不通[8]。

【时珍原注】

《经》曰：血实脉实。曰：脉实者，水谷为病。曰：气来实强，是谓太过。《脉诀》言尺实小便不禁，与《脉经》尺实小腹痛、小便难之说相反。洁古不知其谬，《诀》为虚寒，药用姜、附，愈误矣。

【注释】

[1]实脉为阳火郁成：实脉属阳，其病机为实火郁结。

[2]发狂谵语吐频频：因火性上火，实火证可致神昏发

狂，胡言乱语，若胃火上冲，可致呕吐频频。谵语：昏迷中胡言乱语，声高有力。

［3］或为阳毒或伤食：即前述之频频呕吐者，为胃中阳热火毒或伤于食积化热所致。

［4］大便不通或气疼：即前述频频呕吐之胃中实火证，常伴大便不通及因大肠腑气不通所致的腹部疼痛。

［5］寸实应知面热风：寸脉应上焦，包括头面部。若寸脉实，可见头面风热证。

［6］咽疼舌强气填胸：寸脉实可见咽喉疼痛、舌体僵硬、语言不利，以及气满填胸等症。寸部脉应上焦，上焦也包括了咽喉、口舌、胸部等部位。

［7］当关脾热中宫满：关脉对应中焦脾胃。关脉实可见脾胃蕴热，常出现脘腹胀满。中宫，指中焦之脾胃。

［8］尺实腰肠痛不通：尺脉对应下焦。下焦包括肾、腰、大肠等部位。若尺脉实，可见腰腹疼痛、大肠积滞不通等症。

【译文】

实脉属阳，为火热亢盛之证，可见昏迷烦躁、胡言乱语等，也可见胃火炽盛，火逆冲上则呕吐频频，此时常伴有大便不通或腹部胀满疼痛之症。寸部应上焦，故寸脉实可见头面部风热，常见咽喉肿痛、舌体僵硬或胸中气结不畅；关部应中焦，故关脉实可见中焦脾胃蕴热，常有脘腹胀满之症；尺部应下焦，故尺脉实可见腰腹疼痛、大便不通等症。

【名家论述】

1. 实之为义，邪气盛满，坚劲有余之象也。既大矣而且有力，既长大有力矣。而且浮、中、沉三候皆然，则诸阳之象，莫不毕焉。见此脉者，必有大邪大热，大积大聚，故王叔和《脉经》云：实脉浮沉皆得，脉大而长微弦，应指愊愊然。又曰：血实脉实。又曰：血实脉实。又曰：脉实者，水谷为病。又曰：气来实强，是谓太过。由是测之，则但主实热，不主虚寒，较若列眉矣。故叔和有尺实则小便难之说。乃伪诀谬以尺实为小便不禁，奈何与叔和适相反耶？又妄谓如绳应指来，则是紧脉之形，而非实脉之象矣。夫紧脉之与实脉，虽相类而实相悬。盖紧脉弦急如切绳，而左右弹人手；实脉则且大且长，三候皆有力也。紧脉者热为寒束，故其象绷急而不宽舒；实脉者邪为火迫，故其象坚满而不和柔。以症合之，以理察之，便昭然于心目之间，而不可混淆矣。（《诊家正眼·实脉》）

2. 实，不虚也，按举不绝，愊愊而长，动而有力，不疾不迟。为三焦气满之候，为呕，为痛，为气塞，为食积，为气聚，为痢，为伏阳在内。左寸实心中积热，口舌疮，咽痛，实大头面热风，烦躁体疼，面赤；关实腹胁痛，满实而浮大肝盛，目暗赤痛；尺实少腹痛，小便涩，实而滑淋沥、茎痛、溺赤，实大膀胱热溺难，实而紧腰痛。右寸实胸中热，痰嗽烦满，实而浮肺热，咽燥痛，喘咳气壅；关实伏阳蒸内，脾虚食少，胃气滞，实而浮脾热消中，善饥，口干，

劳倦；尺实脐下痛，便难，或时下痢。（《明医杂著·续医论·脉阴阳类成》）

【脉法阐微】

从原文"强"和"大"可知，实脉的脉象是三部脉浮沉皆有力，脉体宽大。因其主实证，故其脉内应有充实感。

从分论寸关尺三部脉之实脉来看，可知临床中除了寸关尺三部皆为实脉以外，尚有单见寸关尺之某一部脉的实脉，而其他部位脉象不是实脉的情况。判断各部之实脉，只需符合前述之浮、沉皆见脉体宽大、充实有力即可。

【现代研究】

实脉大多是在病理作用亢盛和机体反应性增强的情况下出现的。其常和高热神昏、发狂谵语、呕吐腹胀、气滞食积和大便不通等症状相联系。在左右寸口六部之中，常会有相对和比较的实脉出现。如寸脉实大有力常有喘满胸闷等症状，关尺沉实有力，又与腰腹疼痛及胃肠内容物有积滞等情况相应。出现实脉时，有两点必须予以注意：第一，表示病理作用正向高峰发展，病势有深化和恶化的可能；第二，表示病理作用虽属强大，但机体的防御力量充沛，足以防止病势的深入。病生于外并不是疾病生于身体的表面，而是说明机体的机能并未削弱，病势并未深入，正常的防御机能可以应付外围的侵袭而使之恢复平衡。因此实脉并不单纯是由于邪气旺盛，也是正气充沛的证明。如果单有邪气旺盛而正气心虚，机体反应能力低下，则将会出现病生于内的虚微不及的脉象，实脉就不可能出现了。

【临床应用】

1. 罗谦甫治一贵妇，年逾五十，身体肥盛。当八月中，霖雨时行，因过饮酒及潼乳，腹胀喘满，声闻舍外，不得安卧，大小便涩滞。气口脉大两倍于人迎。关脉沉缓而有力。罗思霖雨之湿，饮食之热，湿热太盛，上攻于肺，神气躁乱，故为喘满，邪气盛则实，实者宜下之。为制平气散，加白牵牛二两（半生半熟），青皮三钱，槟榔三钱，陈皮五钱，大黄七钱。为细末，每服三钱，煎生姜汤调下无时，一服减半，再服喘愈。仍有胸膈不利，烦热口干，时时咳嗽，再与加减泻白散，以桑白皮一两，地骨皮、知母、陈皮、青皮、桔梗各五钱，黄芩、炙甘草各三钱，锉如麻豆大，每服五钱，水煎服，数剂良愈。（《名医类案·卷三·喘》）

按：气口脉大于人迎两部，为内伤病。关脉有力为脾胃内实，沉缓为内有痰湿热。因二便不通，腹胀而喘，故为大肠实热郁热上冲于肺，致肺失清肃，故急以攻下热结，通肠导滞。后仍有胸膈不利，再以加减泻白散清泻肺中余热而愈。

2. 山右何宗鲁，夏令好饮凉水，因宗师发放，晨起候至未申，为炎威蒸逼，饮水过多，胀满不食，腹如抱瓮，气高而喘。余曰：皮薄而光泽，土伤不化也，且病暴成，六脉坚实，法当峻剂攻之，以舟车丸三钱，香薷汤送下，再剂而二便下水，腹减如故。（《李中梓医学全书·里中医案》）

按：六脉坚实，为实热极甚。病由感受暑热后饮水过多所致，腹大如瓮即为水热内结，气高而喘也是因为里实上攻所致，故以舟车丸峻下水热。用香薷汤送者，因时在暑季，以此兼除其阴暑也。

九、长阳

【提要】

概述长脉的脉象特点、相类鉴别及其临床意义。

【原文】

长脉，不大不小[1]，迢迢自若[2]朱氏。如循长竿末梢，为平[3]。如引绳，如循长竿，为病[4]《素问》[5]。

【时珍原注】

长有三部之长，一部之长，在时为春，在人为肝；心脉长，神强气壮；肾脉长，蒂固根深。《经》曰：长则气治，皆言平脉也。

【注释】

[1]不大不小：指脉体既不过大，又不过小，也可以理解为既不过粗也不过细。

[2]迢迢自若：指脉体悠长的样子。

[3]如循长竿末梢，为平：若长脉之脉象如同手指触及长竿末梢一样，其脉体长而有柔和的弹性，此为正常脉象。

〔4〕如引绳，如循长竿，为病：若长脉之脉象如同拉紧的绳索一样，或如同循摸到长竿的中间有强硬之感，则属于病脉。

〔5〕语出《素问·平人气象论篇第十八》："平肝脉来，软弱招招，如揭长竿末梢，曰肝平，春以胃气为本。病肝脉来，盈实而滑，如循长竿，曰肝病。"

【译文】

长脉的脉象，其脉不粗不细，力度大小适中，脉体悠长。若其脉体长，而且有如手指触摸到长竿的末梢一样柔和而有弹性，则为正常脉象。若其脉体如拉紧的绳索般紧张，或如触摸到长竿的中段一样硬直而不柔和，则为病脉。

【原文】

体状相类诗

过于本位脉名长[1]，弦则非然但满张[2]。

弦脉与长争较远[3]，良工尺度自能量[4]。

【时珍原注】

实、牢、弦、紧，皆兼长脉。

【注释】

〔1〕过于本位脉名长：本位是指寸关尺三指所放之部位。过于本位，指脉位超过寸、尺的部位，如超过寸部到达鱼际处，称为"溢脉"，超过尺部向下则称为"覆脉"。

〔2〕弦则非然但满张：弦脉不以脉体超过本位为特征，

其特点是脉管紧张如按琴弦。

[3]弦脉与长争较远：长脉与弦脉的区别在于脉体的长短，长脉脉体更长。

[4]良工尺度自能量：高明的医生是可以将二者区分开来的。

【译文】

长脉的脉体较长，可超过寸部和尺部，向寸部以上或者向尺部以下延伸。弦脉与长脉不同，其脉管比较紧张，缺乏柔和之象。弦脉与长脉的主要区别在于脉体的长短，高明的医生自然能分辨出来。

【原文】

主病诗

长脉迢迢大小匀，反常为病似牵绳[1]。

若非阳毒癫痫病[2]，即是阳明热势深[3]。

【时珍原注】

长主有余之病。

【注释】

[1]反常为病似牵绳：正常人若见长脉，必要脉长而柔和，若其脉长而如牵引绳索般紧张，则属反常为病脉。

[2]若非阳毒癫痫病：长脉为病，多属阳热毒盛，热毒挟痰冲逆向上，扰乱神明，则可见癫痫。

[3]即是阳明热势深：长脉为病，可为热邪蕴结于足阳

明胃和手阳明大肠所致。

【译文】

正常人若出现长脉，其脉象当悠长而柔和，大小均匀。若属病脉，则其脉长如同牵绳般紧张。长脉的主病，可为热毒痰浊上扰之癫痫，也可为热邪壅滞于胃肠之里热炽盛。

【名家论述】

1.长之为义，首尾相称，往来端直也。在时为春，在卦为震，在人为肝。肝主春生之令，天地之气至此而发舒，脉象应之，故得长也。《内经》曰：长则气治。李月池曰：心脉长者，神强气壮；肾脉长者，蒂固根深。皆言平脉也。如上文主病云云，皆言病脉也。《内经》曰：肝脉来软弱招招，如揭长竿末梢，曰肝平；肝脉来盈实而滑，如循长竿，曰肝病。故知长而和缓，即合春生之气，而为健旺之征；长而硬满，即属火亢之形，而为疾病之应也。旧说过于本位，名为长脉，久久审度，而知其必不然也。寸而上过，则为溢脉；寸而下过，则为关脉。关而上过，即属寸脉；关而下过，即属尺脉。尺而上过，即属关脉；尺而下过，即属覆脉。由是察之，然则过于本位，理之所必无，而义之所不合也。惟其状如长竿，则直上直下，首尾相应，非若他脉之上下参差，首尾不匀者也。凡实、牢、弦、紧，皆兼长脉，故古人称长主有余之病，非无本之说也。（《诊家正眼·长脉》）

2.长脉之诊，按之则洪大而长，出于本位。其主阳气有

余也。伤寒得之，欲汗出自解也。长而缓者，胃脉也，百病皆愈，谓之长则气治也。（《外科精义·论脉症名状二十六种》）

【脉法阐微】

长脉的脉象，强调其首尾端直，超过本位。临床上的长脉，可有几种不同的表现。正如李时珍自注中所说："长有三部之长，一部之长，在时为春，在人为肝；心脉长，神强气壮；肾脉长，蒂固根深"，即可见有三部之长者，也可见有一部之长者。三部之长，即寸关尺均超过本位，即三指之脉连成一线，并向寸和尺的上下延伸。一部之长者，可见寸脉长或尺脉长，如向上超过寸部至鱼际者称为"溢脉"，向下超过尺部者称为"覆脉"。

长脉的脉象，可分为生理性和病理性两类。其鉴别要点主要是看脉之柔和或紧张。

【现代研究】

生理的长脉，因其血管弹性良好，故能向两端延长，加上心脏机能充足旺盛，其血管内血液充盈度良好，故能出现脉管长而粗大的表现。古人说长则气治，长脉为身体健康长寿之征，与心血管状态良好有必然联系。若长脉属病脉，必定兼有其他脉象特征，而非仅仅为脉管的延长。例如，在气火上逆证中，可见脉管向鱼际方向延长至寸部以上，必兼有洪大弦亢之脉象，临床上常见有面红目赤、喘促气粗等表现。再如，若病理性的长脉见于动脉粥样硬化的患者，其脉管必定缺乏弹性而有僵硬紧张之感，甚至脉管呈现迂曲之状。此种表现，可视为"弦脉"的特征，即弦长脉。

【临床应用】

1. 一人病伤寒，脉浮而长，喘而胸满，身热头痛，腰脊强，鼻干不得卧。许曰：太阳阳明合病，仲景法中有三症，下利者葛根，不下利呕逆者，加半夏，喘而胸满者，麻黄汤也。治以麻黄汤得解。（《名医类案·卷一·伤寒》）

按：浮脉主表证，长脉主气实。患者身热头痛与腰脊强均属表寒证。喘而胸满、鼻干不得卧，为表寒郁热内攻。其证之本在于表寒，故治之以解表散寒之麻黄汤。

2. 一人四月间得伤寒证，恶寒，发大热而渴，舌上白苔。三日前，身脊百节俱痛。至第四日，惟胁痛呕，自利。六日来请虞治。诊其脉，左右手皆弦长而沉实，且数甚。虞曰：此本三阳合病，今太阳已罢，而少阳与阳明仍在，与小柴胡合黄连解毒，服三服，胁痛呕逆皆除，惟热尤甚。九日后，渐加气筑，痰响声如拽锯，出大汗，退后而身复热愈甚，法当死。视其面上有红色，洁净而无贼邪之气，言语清亮，间有谵语，而不甚含糊。虞故不辞去，而复与治，用凉膈散倍大黄，服二服，视其所下，仍如前自利清水，其痰气亦不息，与大承气汤，合黄连解毒汤二服，其所下亦如前。虞曰：此盖热结不开而燥屎不来耳（此纯清水，方可断燥屎，然前云舌白苔，亦须细审。白苔为痰，想九日痰喘身热愈甚，此时舌苔亦黄）。后以二方相间，日三四服，每药又各服至五贴，始得结屎如肥皂子大者十数枚，痰气渐平，热渐减，至十五日，热退气和而愈。或问曰：《伤寒论》谓下后不可再下，连日用此峻剂，而获安者，何也？曰：燥屎未下而脉尚实，胡为不可再下？是故为医者，不可胶柱而调瑟也。（《名医类案·卷一·伤寒》）

按：本案为外感病而能反复攻下而愈，突出了脉诊在辨证中的重要作用。六脉弦长沉实，弦为少阳病，沉实为阳明病，长为气实，以小柴胡汤和解少阳之邪，黄连解毒汤清阳明实热，其后病情缓解。但里实热之余邪未尽，脉仍实而有力，故能大胆攻下。

3. 襄阳邑侯于鉴如，酒后腹痛，痛处渐坚。余曰：脉大而长，且搏指矣，必有坚积。然两尺濡软，不敢峻攻。先以四君子汤补完胃气，然后以攻积丸，下十数行黑而韧者，腹犹痛也。经曰：大积大聚，其可犯也，衰其半而止。但以补中益气加蓬术为丸，服两月而霍然。（《李中梓医学全书·里中医案》）

按：本案虚实夹杂，本虚标实，病因及病状均属实象，如酒食积滞之因为实，腹痛而坚为实，尤其脉象大而长且搏指有力，必为实证。其本虚者，体现在两尺濡软乏力。但急则宜治标急，此时峻攻之时是否有损正气？可采用一日服用两方之法，先补益胃气，再峻攻其积。服药后虽下利十余次黑色粪块，但腹痛未止，正说明正气尚虚。故后期仍采用攻补兼施之法，如此方能谨慎稳妥。

十、短_阴

【提要】

概述短脉的脉象特点、相类鉴别及其临床意义。

【原文】

短脉，不及本位[1]《脉诀》。应指而回，不能满部[2]《脉经》。

【时珍原注】

戴同父云：短脉只见尺寸。若关中见短，上不通寸，下不通尺，是阴阳绝脉，必死矣。故关不诊短。黎居士云：长短未有定体。诸脉举按之，附过于本位者为长，不及本位者为短。长脉属肝宜于春。短脉属肺宜于秋。但诊肝肺，长短自见。短脉两头无，中间有，不及本位。乃气不足以前导其血也。

【注释】

[1] 不及本位：短脉脉体短小不及三部。参考自注中所说，短脉有三种情况：一是寸脉无脉，关尺有脉；二是尺脉无脉，寸关有脉；三是寸尺均无脉，仅见于关部有脉。

[2] 应指而回，不能满部：短脉的长短与其搏动幅度有关，多为应指即回，不能充满寸关尺三部。

【译文】

短脉的脉象为脉体短小，不及寸关尺三部。其搏动幅度较小，应指即回，故不能充满三部。

【原文】

体状相类诗

两头缩缩名为短[1]，涩短迟迟细且难[2]。

短涩而浮秋喜见[3]，三春为贼有邪干[4]。

【时珍原注】

涩、微、动、结，皆兼短脉。

【注释】

［1］两头缩缩名为短：短脉，即寸与尺中的某一部缩短，或者两部均短。

［2］涩短迟迟细且难：涩脉也可见脉体偏短，且其脉幅常偏小，但其最大特点是脉来迟缓不畅，并兼有脉体偏细。

［3］短涩而浮秋喜见：秋季阳气微有收敛，故气血运行稍有不畅感，即为涩而短。因秋季尚有夏暑之余热，故脉偏浮。此为正常生理现象，故言"喜见"。

［4］三春为贼有邪干：春季万物均有生发之气，人身之气血与天地相应，故气血应向外浮露，形成脉管如琴弦般端直而悠长；若反见短脉，则可视为邪气内阻气血的表现，故称为"贼"和"有邪干"。另从季节脉象与五行生克关系的角度来看，春季与弦脉属木，秋季与短脉属金，若春季见短

脉，则为金来乘木，亦非佳兆。

【译文】

脉体短小，不能充满寸和尺者，即为短脉。涩脉除脉体短小外，还常兼见脉来迟缓，艰难不畅，脉体多细。若秋季见到浮短涩脉，多属正常脉象。但若春季见到短脉，则多为邪气内阻、气血不畅。

【原文】

主病诗

短脉惟于尺寸寻，短而滑数酒伤神[1]。

浮为血涩沉为痞[2]，寸主头疼尺腹疼[3]。

【时珍原注】

《经》曰：短则气病，短主不及之病。

【注释】

[1]短而滑数酒伤神：酒易生湿热。若过量饮酒，则易痰湿热停蓄，气血受阻。短，为气血受阻之象。滑数，即为痰湿热之象。

[2]浮为血涩沉为痞：若短脉兼浮，为血虚涩所致。血少则脉无以充，故见短脉。血虚则阳无以附，则阳气向外浮出而为浮脉。若短脉兼沉，则为胸腹痞结。因短脉与沉短均为阳气不得通达于外所致，故可见胸腹痞结。

[3]寸主头疼尺腹疼：寸部应上焦，寸脉短，可见头部气机不畅，不通则痛可为头痛。尺部应下焦，尺脉短，可见

下腹部气机不畅而为腹痛。

【译文】

短脉的判断标准，只需看尺与寸两脉是否不及。短而兼见滑数，多为饮酒过度，酿生痰湿热所致。短而兼浮，多为血虚。短而兼沉，多为胸腹痞满。寸脉短主头疼，尺脉短主下腹痛。

【名家论述】

1. 短之为象，两头沉下，而中间独浮也。……《内经》曰：短则气病。盖以气属阳，主首充沛。若短脉独见，气衰之确兆也。然肺为主气之脏，偏与短脉相应，则又何以说也？《素问》曰肺之平脉，厌厌聂聂，如落榆荚，则短中自有和缓之象，气仍治也。若短而沉且涩，而谓气不病可乎？高阳生以短脉为中间有，两头无，为不及本位。尝衷之以至理，而知其说不能无弊也。盖脉以贯通为义，一息不运，则机缄穷；一毫不续，则穹壤判。岂有断绝不通之理哉？假使上不贯通，则为阳绝；下不贯通，则为阴绝。俱为必死之脉矣。戴同父亦悟及此，而云短脉只宜见于尺寸。若关中见短，是上不通寸，下不通尺，为阴阳绝脉而必死。据同父之说，极为有见。然尺与寸可短，依然落于阴绝阳绝矣，非两头断绝也。特两头俯而沉下，中间突而浮起，仍自贯通者也。叔和云：应指而回，不能满部。亦非短脉之合论也。（《诊家正眼·短脉》）

2. 短，不长也。两头无中间有，不及本位，气不足以前

导其血也。为阴中伏阳，为三焦气壅，为宿食不消。（《明医杂著·续医论·脉阴阳类成》）

【脉法阐微】

短脉的判断标准如前所述。临床上只有出现寸短、尺短，或寸尺俱短，但无关短之说。自注中引用戴同父之语对此加以明确："短脉只见尺寸。若关中见短，上不通寸，下不通尺，是阴阳绝脉，必死矣。故关不诊短。"即临床上不可能见到关脉无，而寸尺脉见的现象，这可以在临床中予以体会验证。

临床上所说的寸短即为寸部无脉，尺短则为尺部无脉。

【现代研究】

短脉的形成机制为总血容量及循环血容量不足，或心脏每搏输出量不足，导致桡动脉的充盈量不足，因而只能在桡动脉最浮露的地方才能易于触知，而由于解剖的关系，桡骨茎突所在之处即关脉对应之处最为显露，故短脉多呈现于关脉上。短脉的临床意义多为"短主不及之病"和"短则气病"，就是指机体不能获得足够的血液供应，导致机能低落之意。歌诀中的"寸主头疼尺腹疼"，这是指在心搏输出量减低时，身体末梢部分的血液供应，血液就在静脉系统中郁滞，若郁滞于头部，则寸脉就会特别突出显露，若郁滞于腹部，则尺脉就会特别突出显露，郁滞的结果，是有效血量供应不足，而分别出现头疼腹疼及脏气郁结等现象。

【临床应用】

1.一少妇年十九，因大不如意事，遂致膈满不食，累月愈甚，不能起坐，巳（脾。）午（心。）间发热面赤，酉（肾。）戌（心包。）退，夜小便数而点滴，脉沉涩而短小，（沉为气滞，涩为血瘀，短小为虚。）重取皆有，经水极少。此气不遂而郁于胃口，有瘀血而虚，中宫却因食郁而生痰。遂补泻兼施。以参、术各二钱，茯苓一钱，红花一豆大，带白陈皮一钱，浓煎，食前热饮之，少顷药行，与粥半匙，少顷与神佑丸，减轻粉、牵牛，（减轻粉、牵牛，即小胃丹。）细丸如芝麻大，津液咽下十五丸，昼夜二药，各进四服，至次日，食稍进，第三日，热退面不赤，七日而愈。（《名医类案·卷二·郁》）

按：脉短小为虚，沉涩为气滞血瘀，故虚实夹杂，此时宜攻补兼施。

病因起于肝气郁结，但木郁乘土而致胃气亦滞，食积乃生，故膈满胀甚而不能食，郁热内生。日中则阳气隆，且胃络通心，故巳午间发热面赤，日西则阳气衰，故酉戌热退。延时日久，实邪伤正，故由实致虚，此时应急攻其里实食积。但恐其体虚不耐攻伐，故先宜用补益中气兼理气血之剂固本，再服神佑丸峻下其积。

2.一儒者失于调养，饮食难化，胸膈不利，或用行气消导药。咳嗽喘促，服行气化痰药，肚腹渐胀，服行气分利药，睡卧不能，两足浮肿，小便不利，大便不实，脉浮大，按之微细，两寸皆短。此脾肾亏损，朝用补中益气加姜、附，夕用金匮肾气丸加骨脂、肉果，各数剂，诸症渐愈，再佐以八味丸，两月乃能步履，却服补中、八味，半载而康。（《名医类案·卷九·淋闭秘结》）

按：短脉既可为不足，也可为邪实。寸为上焦，寸脉短，可为上焦气不足，也可为上焦胸膈阻滞所致。从兼脉来看，浮大而沉细，可知阳气虚损而外浮，故寸脉短为不足之象。又结合征象及治疗史，可知患者素体虚弱，因饮食所伤，脾肺肾三脏均阳气亏虚，用行气消导药后更伤肺气，故咳喘加重；用行气化痰药后更伤脾气，故腹胀满少食；用苦寒攻下药后更伤脾肾之气，故大便稀溏、小便不利而双足浮肿，且肾元虚损后心肾不交，加之水气凌心，故睡卧不能。由此可知，寸脉之短，与脾肺肾阳气亏虚均有关。此时宜补益先后天之阳气，故以补中益气和八味肾气丸治之。

十一、洪阳

【提要】

概述洪脉的脉象特点、相类鉴别及其临床意义。

【原文】

洪脉，指下极大《脉经》。来盛去衰[1]《素问》。来大去长[2]通真子。

【时珍原注】

洪脉在卦为离,在时为夏,在人为心。《素问》谓之大,亦曰钩。滑氏曰:来盛去衰,如钩之曲,上而复下。应血脉来去之象,象万物敷布下垂之状。詹炎举言如环珠者,非。《脉诀》云:季夏宜之,秋季、冬季,发汗通阳,俱非洪脉所宜,盖谬也。

【注释】

[1]来盛去衰:指洪脉来势盛大,去势渐衰。

[2]来大去长:洪脉来势极大,去势悠长。

【译文】

洪脉在指下极其宽大。其来势盛大有力,去势悠长渐衰。其来势大,而去势长。

【原文】

体状诗

脉来洪盛去还衰[1],满指滔滔应夏时[2]。

若在春秋冬月分,升阳散火莫狐疑[3]。

【注释】

[1]脉来洪盛去还衰:洪脉来时如洪水般盛大有力,去势渐衰。

[2]满指滔滔应夏时:人与天地相应。洪脉应于夏时之气。暑季多热,与人体阳气旺盛之洪脉相应。满指滔滔,形容脉搏有力而充盛的样子,代表了人体阳气旺盛。

〔3〕若在春秋冬月分，升阳散火莫狐疑：洪脉应于夏季，夏季见洪脉当属正常。若在春秋冬季见洪脉，多为阳气闭郁于内的实热证，此时应采用升阳散火的方法治之，即如原文中所说"季夏宜之，秋季、冬季，发汗通阳"。升阳散火，参考李东垣的升阳散火汤，治疗脾胃阳气虚弱之阴火所致的内伤发热，宜用补气升阳的方法宣散郁滞的阳气。

【译文】

洪脉搏动时，其来势极其盛大有力，去势为渐渐减缓。其指下搏动之势有如波涛汹涌，若见于夏天，是与时令之气相应的。若在春、秋、冬季见到洪脉，为寒邪郁遏阳气、火热内郁的表现，此时可用升阳散火的方法治疗。

【原文】

相类诗

洪脉来时拍拍然[1]，去衰来盛似波澜。

欲知实脉参差处[2]，举按弦长愊愊坚[3]。

【时珍原注】

洪而有力为实，实而无力为洪。

【注释】

〔1〕洪脉来时拍拍然：洪脉来势盛大，有如惊涛拍岸。

〔2〕欲知实脉参差处：实脉与洪脉之间的差别。参差，即长短高低不齐的样子，此处指差别。

〔3〕举按弦长愊愊坚：实脉与洪脉之间的区别在于，实

脉无论浮取或沉取，均有弦长而充实有力之感。愊愊坚，有
力的样子。此句的意思也可从诗句后面的自注中体会："洪
而有力为实，实而无力为洪"，是说实脉较洪脉的力度更加
充实有力。

【译文】

洪脉在指下很盛大，有如巨大的波涛拍岸般，有着来
势盛大、去势衰减的样子。洪脉与实脉相鉴别，实脉没有洪
脉的宽大波澜，但它无论轻取、重取，均有弦长充实有力之
感。

【原文】

主病诗

脉洪阳盛血应虚，相火炎炎热病居[1]。

胀满胃翻须早治[2]，阴虚泄痢可踌躇[3]。

寸洪心火上焦炎，肺脉洪时金不堪[4]。

肝火胃虚关内察[5]，肾虚阴火尺中看[6]。

【时珍原注】

洪主阳盛阴虚之病。泄痢、失血、久嗽者忌之。《经》
曰：形瘦脉大多气者死。曰：脉大则病进。

【注释】

[1] 相火炎炎热病居：相火，指肝肾之火。肝肾阴虚火
旺，阴不敛阳，阳气外浮，故见洪脉。

[2] 胀满胃翻须早治：若胃中实热，胃失和降，胃气上

逆，则可见胃脘胀满，恶心呕吐。此时要及早应用清热泻火的方法治疗。

［3］阴虚泄痢可踌躇：阴虚泄痢，多为阴虚兼夹湿热之邪，此时正虚邪实，攻之恐伤阴液，补之又恐敛湿热邪气，故应慎重考虑。踌躇，指犹豫不定，此处指反复谨慎思考的意思。

［4］肺脉洪时金不堪：肺脉指右寸所在之处，若肺脉洪大，则为肺中有火。肺五行属金，火能克金，故邪热亢盛，易伤及肺脏，故说"金不堪"。不堪，不能忍受。

［5］肝火胃虚关内察：左关属肝，右关属胃。肝五行属木，胃五行属土。木能克土，若肝火过旺，则必克胃土太过，即肝木乘胃土，此时两关脉洪大有力。

［6］肾虚阴火尺中看：尺脉主下焦肾。尺部见洪脉，多为肾中阴虚火旺。

【译文】

洪脉主阳气亢盛，因火热易伤阴血，故多兼有阴虚血少病变。此时多见肝肾阴虚火旺。若洪脉因胃热炽盛所致，胃脘胀满，恶心呕吐，宜尽早治疗，以防火热伤及阴血。若洪脉是因阴虚泄痢引起，此为阴液大伤、湿热内盛的表现，此时本虚标实，宜慎重考虑，补虚泻实，综合治疗。左寸属心，左寸脉洪为心火上炎。右寸属肺，右寸脉洪时为肺热炽盛，易伤肺之阴津。若两关见到洪脉，多为肝阳亢盛，胃津亏虚，肝木克伐胃土。若尺脉见到洪脉，多为肾阴虚火旺。

【名家论述】

1. 洪，大而实也。举按有余，来至大而去且长，腾上满指。为荣络大热，血气燔灼之候，为表里皆热，为烦，为咽干，为大小便不通。左寸洪心经积热，眼赤，口疮，头痛，内烦；关洪肝热及身痛，四肢浮热；尺洪膀胱热，小便赤涩。右寸洪肺热毛焦，唾黏咽干，洪而紧喘急；关洪胃热，反胃，呕吐，口干，洪而紧为胀；尺洪腹满，大便难，或下血。（《明医杂著·续医论·脉阴阳类成》）

2. 洪脉，大而实也，举按皆有余。洪脉为阳，凡浮芤实大之属，皆其类也，为血气燔灼，大热之候。浮洪为表热，沉洪为里热。为胀满，为烦渴，为狂躁，为斑疹，为头疼面热，为咽干喉痛，为口疮痈肿，为大小便不通，为动血，此阳实阴虚，气实血虚之候。若洪大至极，甚至四倍以上者，是即阴阳离绝，关格之脉也，不可治。（《景岳全书·脉神章·正脉十六部》）

【脉法阐微】

对于洪脉的来盛去衰可以理解为以下几点。一是脉搏幅度较大，因为只有脉幅大，才可清晰体会到如波涛般的汹涌之势，也才能体会到一来一去的特点。二是"来盛"体现了脉体宽大，洪的含义中有着如洪水般宽大有力的意思。三是来盛与去衰是两个不同的脉势，分别指脉搏起来和落下两种状态，脉搏弹起来时宽大有力，落下去时力量趋于衰减；也意味着脉体虽宽大，但脉之内容物尚不够充实，此点可从洪脉与实脉的鉴别中得到印证，即实脉之脉体坚实，洪脉则去势衰减时可体会到脉之内容物略显虚软之象。因此，洪脉虽多为热势亢盛，但也预示了正气已有衰弱之势。

【现代研究】

中医的洪脉与西医的水冲脉是极为吻合的，触诊桡动脉时能感到一个急促而有力的冲击，但该冲击波消退亦异常迅速而呈骤然下降之势，有时亦可能触之有震颤感，因此才有水冲脉及陷落脉之称。将患者手臂高举，使桡动脉成为无名动脉的伸展，则此种现象更明显。在脉压大而心动过速的情况下，桡动脉、肱动脉、股动脉等处均可出现震颤之水冲脉。中医洪脉的波涛汹涌不但与西医的水冲脉具有相同的病理意义，它们之间的病理基础也十分相近。

从脉图上看，洪脉脉波的急速上升见于左心室迅速排空之际。如果脉波急速下降，则是由于充盈的动脉在左心室舒张期中迅速减少，常是血管紧张度减弱，周围阻力减低，血液向前流入扩张的小血管系统内之故，或是由于血液的分流和反流所产生的。因此，水冲脉都伴有脉压加大和血流增速等情况的存在。中医的洪脉和西医的水冲脉所具有的相同的病理基础，可用发热之洪脉和不发热的洪脉分别说明：在发热的脉洪这一方面，因为在体温升腾、病理作用亢进时，不但心脏因温热的刺激其频率增加和搏动加强，血管也因温热的作用而扩大，周围阻力减低，因而脉现洪象。但这在中医的辨证体系中又有虚实之分。中医认为发热的病理属于阴不胜阳则阳独治，而其证则有二，即洪而有力之实热与洪而无力之虚热。洪而无力乃是阴虚于下则阳浮于上，脉见浮洪数大，一息六七至，但按之无力，证似纯火而非火，其证专属阴虚，极虚而极数，病由水亏，法宜壮水以制火，或用桂附从治以引火归元。比如阴虚火旺、盗汗骨蒸、喘咳咯血时，由于长期消耗，在慢性发热、贫血、血液黏滞性降低和血管弛缓的情况下，脉见洪而无力，如用苦寒折热，病势未有不增剧者。中医的阴阳学说中有"阳在外阴之使也，阴在内阳之守也"的论证。所谓阳为阴使、阴为阳守，就是说功能作用之阳是由物质基础之阴为其提供条件的。由于消耗增加和补充不足所致的真阴亏损，自然就不能适应病理作用的额外需要。但发热分解代谢增加的病理作用，却丝毫未因真阴之供应不足而有所减轻，仍在炽热地进行，故六脉洪大而虚，也常见齿根浮动，这就是中医脉洪无力为孤阳外浮的理论依据。洪而有力的实热是因病理作用虽属旺盛，但机体的反应机能也正在亢进，是在邪正交争的基础上因发热反应所导致的循环机能的相应变化所形成的。此时，心搏能达180次/分左右，呼吸深，脉洪大，收缩期血压升高，脉压加大，常伴有易于激动、视力障碍、谵语、虚脱昏迷、恶心呕吐、皮肤燥红发热、肌肉柔软等症状。不发热的洪脉在下列诸种情况下均可出现：循环功能亢进的疾病，如甲状腺机能亢进、肝功能衰竭、脚气性心脏病、贫血、妊娠、血钾过低，或情绪激动及饮酒时，皆能出现心排出量增加，周围血管扩张、阻力减低，脉压加大，即出现洪脉。完全性房室传导阻滞的患者，在每一次心跳时有大量的血液骤然驱入充盈不足的动脉中，亦有水冲脉的表现。左心排血如有分流及反流时，则所遇阻力减低，其结果与周围血管扩张相类似，因而出现水冲脉。这是主动脉瓣闭锁不全的特征，如动静脉瘘、动脉瘤、未闭合的动脉导管及二尖瓣闭锁不全等亦可见。

【临床应用】

1. 姚僧坦治梁元帝患心腹病，诸医皆请用平药，僧坦曰：脉洪而实，此有宿食，非用大黄，必无瘥理。元帝从之，果下宿食愈。（《名医类案·卷二·内伤》）

按：脉洪而实，说明体内实热，病位在心腹部，即属胃肠实热。前医皆以平和之药，病重药轻，故当以大黄攻下宿食积滞。

2. 一肥白人年壮，因劳倦成病，秋间大发热，已服柴胡等药七八帖矣。两手脉洪数而实，观之形色，知其脉本不实，以服凉药所致，因与温补药、黄芪附子汤，冷饮二帖。困睡微汗而解，脉亦稍软，继以黄芪术汤，脉渐敛小而愈，是肥白人虚劳，多气虚也。（《名医类案·卷二·内伤》）

按：本案脉洪数实，此发热似为实热证。然脉症合参，形体肥白，属虚劳体质，且病因为劳倦成病，加之前已服用凉药清热而无效，故考虑脉洪亦为阳虚上浮外越所致，宜以温补药甘温除热，服药后脉大见小，脉象稍软，说明服药前阳气外浮之势较剧，服药后阳气有收敛之象。本案说明洪脉多为实证，但也应注意可为阳气虚寒所致。

3. 张二官发热头痛，口渴，大便秘结三日未行，脉洪大，此阳明少阳二经之症。用大柴胡汤行三五次，所下者皆黑粪，夜出臭汗，次日清爽，惟额上仍热。用白虎汤加葛根、天花粉。因食粥太早，复发热咳嗽，口渴殊甚，且恶心。用小柴胡加枳实、山栀子、麦芽。次日渴不可当。改以白虎汤加麦门冬、天花粉，外与辰砂益元散以井水调下五钱。热始退，渴始定。（《孙一奎医学全书·孙氏医案》）

按：便秘、脉洪大、口渴均为阳明里实热证，发热头痛为太阳传为少阳所致，故先以大柴胡汤清解少阳阳明之热。药后宿便通下而热退神清，但阳明余热仍存，故用白虎汤加味清热生津。但因饮食不当，致外邪留而不去，此即为食复病。因表现为表热入里兼有少阳不和，故用小柴胡加枳实、栀子，后又以口渴为主，复用白虎汤加味治之即愈。初诊时脉症相应，复诊虽未再述脉象，以证推之，当仍以脉洪大为主。

4. 金寄闲令堂暑月患痢，小腹窘迫，胸膈膨胀，口舌焦渴。右寸关脉洪滑，左脉弦，乃气郁食积痢也。先与木香槟榔丸开而下之，微利一二度，因口渴食西瓜一片，即恶心而吐。昨日大便利后，胸膈宽快，就进饭一碗，致腹饱闷，兀兀欲吐，所吐皆痰涎。乃以温胆汤加减治之。半夏四钱，枳实一钱五分，竹茹二钱，橘红、茯苓各一钱，甘草五分，黄连八分，生姜五片，水煎服之。一饮而胸膈舒畅，便能就枕

而睡，恶心顿无，痢亦寻止。（《孙一奎医学全书·孙氏医案》）

按：左脉弦，为胸腹膨胀气滞所致，右寸关脉洪滑，即为中上焦之实热内郁。滑脉又主痰食湿热俱有。脉症合参而诊为气郁食积痢，以木香槟榔丸行气消食导滞，清热利湿而止痢。服药后食滞均下，诸症减轻，但痰浊未化，复因饮食不节，痰食阻滞，胃气上逆，故腹部复又胀满不适，呕吐痰涎，再以黄连温胆汤加减而愈。

十二、微阴

【提要】

概述微脉的脉象特点、相类鉴别及其临床意义。

【原文】

微脉，极细而软，按之如欲绝，若有若无[1]《脉经》。细而稍长[2]戴氏[3]。

【时珍原注】

《素问》谓之小。又曰：气血微则脉微。

【注释】

[1] 按之如欲绝，若有若无：形容微脉所达到的极细极软的程度。

[2] 细而稍长：形容微脉虽极细极弱，但仍可隐隐触

及。稍长二字，并非指脉形长短之长，此处用来说明尚有脉形。

[3] 戴氏：即元代医家戴起宗。著有《脉诀刊误》，原文为"细而稍长似有似无曰微"。

【译文】

微脉，脉形极细，力度亦极其软弱，按之如欲绝状，但仔细体会仍有脉形及微弱之脉力。

【原文】

体状相类诗

微脉轻微瞥瞥乎[1]，按之欲绝有如无。

微为阳弱细阴弱[2]，细比于微略较粗[3]。

【时珍原注】

轻诊即见，重按如欲绝者，微也。往来如线而常有者，细也。仲景曰：脉瞥瞥如羹上肥者，阳气微；萦萦如蚕丝细者，阴气衰；长病得之死，卒病得之生。

【注释】

[1] 微脉轻微瞥瞥乎：瞥（piē），水中漂游状，这里用来形容微脉极其轻软无力的样子。

[2] 微为阳弱细阴弱：微脉与细脉均显得细弱而无力，但二者有区别。微脉为阳气虚弱所致，细脉为阴血虚弱所致。脉力体现了阳气的多少，脉形体现了阴血的多少，因此二者在脉象上，微脉更侧重于脉力的软弱无力，细脉更侧重

于脉形的细小。

［3］细比于微略较粗：指在脉形上，细脉较之微脉稍粗。

【译文】

微脉极其细软无力，有如轻漂于水中的鱼一般，倏忽不见，按之若有若无。微脉与细脉均为细小脉，鉴别的要点在于，微脉主阳气虚弱，故特别强调软弱无力，细脉主阴血不足，故特别强调脉形细小。但二者在脉形上进行比较，细脉较之微脉要稍微粗大一些。

【原文】

主病诗

气血微兮脉亦微，恶寒发热汗淋漓[1]。

男为劳极诸虚候[2]，女作崩中带下医[3]。

寸微气促或心惊[4]，关脉微时胀满形[5]。

尺部见之精血弱，恶寒消瘅痛呻吟[6]。

【时珍原注】

微主久虚血弱之病，阳微恶寒，阴微发热。《脉诀》云：崩中日久肝阴竭，漏下多时骨髓枯。

【注释】

［1］恶寒发热汗淋漓：微脉主阳气虚损。阳气衰弱时，可见恶寒肢冷。阳气外浮时，可见发热。阳气虚弱不能收敛固摄，可见大汗淋漓。

〔2〕男为劳极诸虚候：男子多阳气亏虚。若男子脉微，多为劳伤太过至极，为诸虚劳损之证。

〔3〕女作崩中带下医：若女子脉微，多为崩漏带下诸疾。微脉本主气血大虚，阳气衰微，女子脉微而见崩漏带下等病，其病机为脾肾阳气虚衰，无力固涩所致。

〔4〕寸微气促或心惊：寸脉主上焦心肺。左寸为心，右寸为肺。右寸脉微则肺气虚弱，常见气息喘促无力；左寸脉微则心气虚弱，多见心中惊悸不安。

〔5〕关脉微时胀满形：关脉主中焦病变，关脉微可主脾胃气虚，运化无力，故易出现脘腹胀满之症。

〔6〕恶寒消瘅痛呻吟：尺脉微，可见下焦虚寒，肾阳虚衰，不能温煦全身则恶寒肢冷。肾虚则可为消瘅病。肾虚也可见腰腿剧烈疼痛。消瘅，其说有二，一是指消渴，二是指心肝肾的虚损。两者均与肾虚有关。

【译文】

微脉主气血衰微，常见元气亏虚而致恶寒肢冷、发热及大汗淋漓。男子脉微，多见诸虚劳损。女子脉微，多见崩漏带下等病。寸部脉微，可见肺气虚衰的短气咳喘或心阳虚衰的心悸怔忡。关部脉微，可见脾气虚衰的脘腹胀满。尺部脉微，可见肾精不足或元气虚衰的虚寒内生和消渴病等。

【名家论述】

1. 在伤寒证唯少阴有微脉，他经则无。其太阳膀胱为少阴之府，才见脉微恶寒，仲景早从少阴施治，而用附子、干姜矣。盖脉微恶寒，正阳气衰微所至。时云：彼月而微，此日而微；今此下民，亦孔之哀。在天象之阳且不可微，然则人身之阳可微哉！肾中既以阴盛阳微，寒自内生，复加外寒斩关直入，其人顷刻云亡。故仲景以为卒病，而用辛热以回一线真阳于重泉之下也。卒中寒者，阳微阴盛，最为危急。

（《脉诀汇辨·四言脉诀·二十八脉》）

2. 微，不显也。依稀轻细，若有若无。为血气俱虚之候，为虚弱，为泄，为虚汗，为崩漏败血不止，为少气。浮而微者，阳不足，必身恶寒；沉而微者，阴不足，主脏寒下利。左寸微心虚忧惕，荣血不足；关微四肢恶寒拘急；尺微败血不止，男为伤精尿血，女为崩带。右寸微上焦寒痞，冷痰不化，中寒少气；关微胃寒气胀，食不化，脾虚噫气，心腹冷痛；尺微脏寒泄泻，脐下冷痛。（《明医杂著·续医论·脉阴阳类成》）

【脉法阐微】

微脉的特征是极细极软，按之欲绝，原文在脉位上并没有明确规定是浮还是沉，临床上常见到的微脉，多在中位和沉位。

微脉在脉形上与细脉类似，均属脉管细小。但细脉较微脉略粗。因微脉主阳虚，故微脉在细与软之间，更加强调软弱无力。

【现代研究】

微脉代表着心搏力量极其微弱，意味着出现了严重的心力衰竭。心脏的排血功能已极端低下，全身呈现虚弱状态，古人称为劳极诸虚、亡阳少气等病症。此时心搏力不够，可描述为阳气虚弱，而脉管内血液充盈度极其匮乏，亦可理解为阴血大虚。故歌诀中表述为"气血虚""精血虚"。

【临床应用】

1. 一人年二十三，禀气素弱，二月间，因食豚肉数片，兼感冒不安，是夜自利，腹痛烦躁不眠，次日，呕恶不食，连自利二次。午间，请郭往视之，左三部，沉而带数，三五不调，右寸关举按皆无，尺沉微，两手头面皆冷，舌有白苔，呕恶不止，身体重，颊赤，齿露，不食。仍作泻。以附子理中汤，人参四钱，白术二钱，干姜、甘草各一钱，陈皮八分，生姜汁二匙，灌下，少顷脉之，右寸关隐隐而出，诸症稍定，次日脉近和，颊尚赤，乃以四君加陈皮、黄芩，二剂而愈。（《名医类案·卷一·伤寒》）

按：尺脉沉微，为肾阳虚衰。身体、头面及手均冷，亦为元气虚衰的表现。呕恶不止为中气大虚。但面色赤，似为热象，实为元阳虚浮之戴阳证，属危象。此时宜重用干姜、附子、人参等回阳救逆。

2. 吴仲峰先生邀予诊，时为仲秋初二日也。六部皆沉微，而左尤甚，隐隐又如蛛丝之细。症则原以肠风去血，过服寒凉，致伤脾胃。自春至秋，脾泄不愈，日夜十二三行，面色黄白带青，两颐浮肿，四肢亦浮，小水不能独利，利必与大便并行，肠鸣，四肢冷，口不渴，饮食大减，口唇龈肉皆白。其为人也，多忧思。夫四肢者，脾之所主，清冷为阳气不充。两颐乃肾经部位，浮肿益见肾气之不足也。脉沉微与面色黄肿，皆属于湿。书云：诸湿肿满，皆属脾土。合脉症观之，由脾虚不运，积湿而然，虚寒明矣。病至此，势亦甚危，第形症相符，色脉相应，又能受补，庶几可生也。法当大温补升提。以东垣益胃升阳渗湿汤加减调理。人参三钱，白术五钱，黄芪二钱，茯苓、益智仁、苍术、泽泻各一钱，大附子五分，炮姜、炙甘草、升麻、防风各五分，连服八帖，诸症悉减。乃嘱之曰，病虽暂愈，宜戒生冷、忧思，庶服药有效，切勿轻犯，犯之非药石可回也。翁曰：诺，敢不唯命？（《孙一奎医学全书·孙氏医案》）

按：六脉沉微，为阳气大衰所致。究其病因，原为过服寒凉、久泄久痢所致。肢冷面浮，小便不利，皆为脾肾阳气虚衰所致，故宜大补元气，方用炮姜、附子、益智仁温肾助阳，人参、白术、黄芪、茯苓等补益脾气，升麻、苍术、防风除湿升清，泽泻、茯苓、苍术利水消肿。

3. 柱史严印老长媳，少司空沈镜老女也。患腹痛有小块蕾蕾然，腹觉冷甚，两寸关皆滑数，两尺皆沉微，此脾气弱而饮食不消，又当秋令湿淫之候，不利亦泻，宜预防。与白术、苍术、茯苓、甘草、白豆仁、木香、半夏、陈皮、泽泻煎服。其夜果泻一度，次早又泻一度。小腹仍疼不少减，且里急后重。盖其禀赋素虚，当补中兼消兼利。白芍药三钱，桂心一钱，甘草、人参、茯苓、泽泻、陈皮、白术各八分，升麻、葛根各六分。服后脉皆软弱不滑，蕾块亦消。改以人参、黄芪、白术、白芍药各二钱，炙甘草、陈皮、泽泻、葛根、柴胡、茯苓各一钱，调理而痊。（《孙一奎医学全书·孙氏医案》）

按：两尺沉微，此为元气虚弱。两寸关皆滑数，为中焦饮食痰湿停滞，郁热在里，故腹痛有小块蕾蕾然，因阳气内郁故腹觉冷甚。元气由后天脾气虚弱所致，现既有痰食阻滞，又当秋令湿淫之候，故宜预防泄泻。当先以行气利湿药疏利内邪，再以补中兼消导利水之剂缓治其本。

4. 孙某，女，45岁，流行性乙型脑炎，高热昏迷已七个昼夜。医予西药与中药银翘白虎，清瘟败毒等治之不效。审其舌质红绛，脉滑数，诊为气营两燔。

处方：犀角10 g、生地30 g、白芍15 g、丹皮12 g、元参30 g、生石膏30 g。

两剂之后，热退（由40.1 ℃降至38 ℃），神清，并稍能进食。又因劳神而突然神志昏迷，发热加甚达39.5 ℃且二便自遗。医又以重剂清瘟败毒、安宫牛黄，并配合西药治之，24小时后，神昏更加深重。再邀余前往诊视。审其两脉沉微欲绝，手足厥冷。身热面稍赤，舌质淡，舌苔薄白而润。因思杨乘六曾云：证有真假凭诸脉，脉有真假凭诸舌，此证身热面赤似为热证，然其脉微欲绝，舌淡苔白，显系仲景所说之阴盛格阳证。为拟回阳救逆，破阴通阳。

处方：附子6 g、干姜6 g、甘草6 g、人参4 g。

服药1剂，热退神清而愈。（朱进忠《中医脉诊大全》）

按：这里有几个问题值得思考。一是为何前医在初诊时辨证也是气血两燔，运用清瘟败毒饮却无效，而朱老同样辨证为气营两燔，所用方剂为犀角地黄汤加玄参、石膏，与清瘟败毒饮的思路基本一致，却有著效？二是为何患者劳神之后会复发？三是为何朱老在复诊时诊为阴盛格阳，理应用大剂量的通脉四逆汤救之，却反而用小剂量的四逆汤合参附汤破阴回阳也能起著效？

要理解这些疑问，必须通过脉象的诊察及脉症合参才能得到合理的解答。

患者脉象初为滑脉，后为微脉欲绝，说明其病可能是素体阳气亏虚，感受热毒，也可能是热毒炽盛而"壮火食气"，导致阳气衰亡。我们可以推断，初诊之滑脉，应兼有沉而弱象，也可能右关脉稍弱，特别是沉取较弱。因为患者阳气亏虚，特别是脾肾阳气亏虚时，医生初诊以大剂量的清热解毒药，在清热凉血解毒的同时，更加伤及脾肾阳气，用药过度，不仅不能驱除热邪，反而有害，所以服药无效。朱老会诊时用方精简药味，仍然有气营两清的意思，但调整了药量和药味，所以能够起效。因原案中脉象未曾描述兼脉，我们只能通过服药后的反应推断病机。患者热势减轻后，神清且稍能进食，说明脾胃功能较差。而且后因劳神高热神昏又复发，可知劳神者正气必衰，可加重心肾阳虚，此时不再是以邪实为主，而是以正虚为主了。他医见高热神昏未能察脉，以为仍然是邪热炽盛为主，仍以前法治之，故无效。朱老二诊时诊得脉沉微欲绝，虽有邪热未退，但此时必定是正虚为主，邪实为辅，当以回阳救逆为主。故方以参附汤、四逆汤。脉症合参，可知二诊时已为阴盛格阳，即心肾阳衰阴盛，而致阳气浮越于外，出现面赤身热。救阴回阳之剂一般重用通脉四逆汤，为何要小剂的四逆汤呢？因前面已知患者素体脾胃亏虚，或者病后伤脾，若用大剂量中药可能会有副作用：一方面增加脾胃负担，损伤正气；另一方面壮火食气，大量药物之燥热之性不仅不能回阳，还可能消耗人体元气。此时小剂药中药可避免药物的这些副作用，发挥显著的疗效。

十三、紧^阳

【提要】

概述紧脉的脉象特点、相类鉴别及其临床意义。

【原文】

紧脉，往来有力，左右弹人手[1]《素问》。如转索无常[2]仲景。数如切绳[3]《脉经》。如纫箄线[4]丹溪。

【时珍原注】

紧乃热为寒束之脉，故急数如此，要有神气。《素问》谓之急。《脉诀》言：寥寥入尺来。崔氏言：如线，皆非紧状。或以浮紧为弦，沉紧为牢，亦近似耳。

【注释】

[1]左右弹人手：紧脉之脉管紧张绷急，有左右弹手之感。此为绳索绷紧后，紧张度向四周发散的感觉。

[2]如转索无常：紧脉之形如同转动的绳索一样，上下左右均有紧张弹跳之感。

[3]数如切绳：紧脉如转动的绳索，其上下左右之紧张感频繁变换。

[4]如纫箄线：紧脉的脉象如同连结竹筏的绳索那样紧张。箄（pái）：筏。

【译文】

紧脉的脉象，起伏之间均有力且紧张，其左右皆弹手。触之如同转动的绳索般，其左右紧张感变动无常。又如触到连接竹筏的缆索，有绷急紧张感。

【原文】

体状诗

举如转索切如绳，脉象因之得紧名。

总是寒邪来作寇[1]，内为腹痛外身疼[2]。

【注释】

[1]总是寒邪来作寇：紧脉之所以紧张有力，都是因为与寒邪收引急迫有关。

[2]内为腹痛外身疼：紧脉为寒邪收引所致，因寒凝血

脉，不通则痛，故多为腹痛或身疼。

【译文】

紧脉的脉象，轻取和重取均如转动紧张的绳索般，此即为紧脉得名的原因。其病因病机，总归是寒邪入侵、收引和凝滞气血经脉所致，故在内可见脘腹疼痛，在外可见身体肢节疼痛。

【原文】

相类诗：见弦脉、实脉。

主病诗

紧为诸痛主于寒，喘咳风痫吐冷痰[1]。

浮紧表寒须发越[2]，沉紧温散自然安[3]。

寸紧人迎气口分[4]，当关心腹痛沉沉。

尺中有紧为阴冷，定是奔豚与疝疼[5]。

【时珍原注】

诸紧为寒为痛，人迎紧盛伤于寒，气口紧盛伤于食，尺紧痛居其腹。中恶浮紧，咳嗽沉紧，皆主死。

【注释】

[1]喘咳风痫吐冷痰：紧脉若见咳嗽气喘，则多为风寒束肺，肺之宣降失常，因寒主收引凝聚，故也常见咳吐清稀之痰。冷痰，即清稀痰液。风痫，这里指风寒入侵人体，导致筋脉拘紧，甚至出现肢体痉挛抽搐的症状。

[2]浮紧表寒须发越：脉浮主表证，脉紧主寒证，若脉

浮紧，则为表寒，此时宜发汗解表。

[3]沉紧温散自然安：脉沉主里证，脉紧主寒证，脉沉紧则为里寒证，宜用温里散寒之法治疗。

[4]寸紧人迎气口分：应注意左寸与右寸的脉紧意义各有不同。左寸为"人迎"，右寸为"气口"。一般人迎脉大于气口脉为外感，寸口脉大于人迎脉为内伤。如自注中所说，"人迎紧盛伤于寒，气口紧盛伤于食"，即是指人迎脉紧大于气口脉时，多为外感风寒，气口脉紧大于人迎脉时，则多为内伤饮食。

[5]定是奔豚与疝疼：尺脉主下焦，尺脉紧为下焦阴寒，可为肾阳虚而气化不利，水寒之气上冲而为"奔豚"病，也可为外寒入凝滞下焦，发为腹部痉挛疼痛的寒疝疼痛。奔豚（tún），病名，发作时有脐上跳动，气从少腹上冲胸咽部的症状。

【译文】

紧脉主寒证和多种痛证。紧脉可见于外感风寒束肺，此时多有咳嗽、气喘及咯吐清稀痰涎；也可见于寒凝筋脉，而出现肢体痉挛甚至抽搐。若见脉浮紧，多为表寒证，治宜辛温发表。若见脉沉紧，多为里寒证，治宜温里散寒。若寸脉紧，应比较左、右寸紧的大小，左为人迎，右为气口。若人迎脉大于气口脉，则多为外感风寒；若气口脉大于人迎脉，则多为伤于饮食积滞。若关脉紧，多主中焦里寒证，可见脘腹冷痛。若尺脉紧，多主下焦阴寒，可见奔豚病或寒疝疼痛症。

【名家论述】

1. 紧者，绷急而兼绞转之形也。古称热则筋纵，寒则筋急。此唯热郁于内，而寒束于外，故紧急绞转之象，征见于脉耳！《素问》曰：往来有力，左右弹人手。则刚劲之概可鞠。夫寒者，北方刚劲肃杀之气，故紧急中复兼左右弹手之象耳。仲景曰如转索无常。叔和曰数如切绳。丹溪曰如纫箄线。譬如以二股三股纠合为绳，必旋转而绞，及紧而成绳耳。可见紧之为义，不独纵有挺急，抑且横有转侧也。苟非横有转侧，则《内经》之左右弹人，仲景之转索，丹溪之纫线，叔和之切绳，将何所取义乎？高阳生伪诀未察诸家之说，而妄云寥寥入尺来，不知于紧之义何居乎？盖紧之挺急而劲，与弦相类。但比之于弦，更有加于挺劲之异，及转如绳线之状也。（《诊家正眼·紧脉》）

2. 紧，为寒邪，为木邪。微者不过抑遏正气，甚则戕贼中州，为真藏脉见。紧迟，为肝气寒滞。紧数，为寒郁热，咳嗽，痛。紧大，为寒邪盛，下利。紧实，为有形之邪。（《医碥·切脉·各脉主病》）

【脉法阐微】

紧脉的特征是脉管高度紧张，有左右弹手绷急之感。紧脉与弦脉均为脉管紧张度高的脉象，但弦脉是端直而长，如按琴弦，其紧张感以上下起伏之间的紧张感为主；紧脉是左右绷急弹手为主，且不必有端直而长之象。

【现代研究】

紧脉主要是血管壁的紧张度极高，反映了两个方面的紧张，一是血管壁本身的紧张，二是血管周围的神经高度紧张。这种紧张状态，通常在寒冷的环境中或者高度紧张刺激下导致疼痛时才会出现。比如人在高寒的地理环境或季节气候中受到寒冷刺激而颤抖时，或者出现肢体极其疼痛时，或者出现内脏剧烈疼痛时（如急性胆囊炎、胆结石发作时）。

临床上见到宿食时也多会伴随腹部剧痛，故脉紧也见于宿食。紧脉除见于外寒外，还可见于内寒，即由体内热能不足，而引起的寒冷收缩的状态，间接导致血管壁及其周围神经高度紧张。

【临床应用】

1. 潘子庸得感冒证，已汗而愈，数日复大发热，恶寒头痛，眩晕呕吐，却食烦闷，咳而多汗。撄宁滑诊之，脉两手三部皆浮而紧，曰：在仲景法，劳复证，浮以汗解，沉以下解，今脉浮紧，且证在表，当汗。众以虚怯难之，且图温补。滑曰：法当如是。为作麻黄葛根汤，三进更汗，旋调数日乃愈。（《名医类案·卷一·伤寒》）

按：脉浮主表，紧主寒。又患外感，见恶寒、发热、头痛等症，此为风寒表证。虽咳而多汗，似为表虚，但宜以脉紧为准，仍为表实。眩晕呕吐不能食，似为内伤证，但有表者当先散寒解表，若表里同治，方药杂投则易贻误病机。故果断投以麻黄葛根汤发汗解表而愈。

2. 海藏治秦二母病太阴病，三日不解，后呕恶心，而脉不浮。医与半硫丸，二三服不止。复与黄芪建中汤。脉中极紧。（诸紧为寒。）无表里病，胸中大热。发渴引饮，皆曰阳证，欲饮之水，王反与姜附等药，紧脉反沉细。阳犹未生，以桂附姜乌之类，酒丸，与百丸接之，二日中。十余服，病人身热烦躁不宁，欲作汗也。又以前丸接之。覆以厚衣。阳脉方出。而作大汗。翌日，大小便始通，下瘀血一盆，如豚肝然。用胃风汤加桂附，三服血止。其寒甚如此，亦世之稀见也。（《名医类案·卷一·伤寒》）

按：本案为脉沉紧而不浮，与上案之浮紧相对。但紧脉多属寒证。故虽见患者胸中大热，口渴喜饮，医者仍以里寒辨治，此属阴寒内盛、阴盛格阳证。服温补药后，虽身热加重，又增烦躁不安，但脉仍沉紧，看似误诊误治，实为阳气渐增，与阴邪相争有力的表现。故医者仍守方不变，加重温补力量，并以厚衣助其发汗散寒，待阳气恢复后，脉象才由细变粗，由沉变浮，全身透汗后，阳复阴退，转危为安。本案对临证辨脉颇有启示意义，若非脉症合参，且以脉为准，岂能有痊愈之期？

3. 一人冒雪进凉食，病内外伤，恶寒头疼，腹心痛而呕，（两感。）诊之脉沉且紧，时伏而不见。曰：在法下利清谷，当急救里，清便自调，当急救表。今所患内伤冷饮食，外受寒疹，清便自调。急救表里，以桂枝汤力微，遂为变法，与四逆汤服之。啐时服附子一两。明日则脉在肌肉，唯紧自若，外症已去，内伤独存，乃以丸药下去宿食，（诸紧为寒，紧自若，寒未去也，乌得用丸药下法。以理中丸下，方妥。）后调中气数日即安。（《名医类案·卷一·伤寒》）

按：本案与上两案又有所不同。脉症合参，当为太少两感证。

素体阳虚，又感外寒，故称内外伤。心腹痛而呕吐，即为阳气虚寒；恶寒头疼，为外寒。脉沉且紧时伏而不见，当为虚实并见所致，即一为阳气虚寒，二为外感寒邪，故寒凝较重。表里同病者，当视其标本缓急，而定其治之先后。此时里虚寒重，故宜先以四逆汤急救其里，待阳复后再以桂枝汤解表。

4. 一人患伤寒五六日，头汗出（阳虚），自颈以下无汗（不在黄例，又非瘀血）。手足冷，心下痞闷，大便秘结，或者见四肢冷，又汗出，（似阴证）满闷，以为阴症，许诊其脉沉而紧，曰：此证诚可疑，然大便结，非虚结也，安得多阴脉。虽沉紧为少阴症，多是自利，未有秘结者。此正半在里，半在表，投小柴胡得愈（脉沉紧，阴脉也，四肢冷，汗出，阴证也。只一大便秘，断之为半表半里，非细心明眼，不足以语此）。仲景称伤寒五六日，头汗出，微恶寒，手足冷，心下满，口不欲食，大便硬，脉细小者，此谓阳微结，必有表（恶寒），复有里，脉沉，亦在里也，汗出为阳微，假令纯阴结，不得复有外证，（无恶寒症）悉入在里，此谓半在里，半在外也，脉虽沉紧，不得为少阴病。所以然者，阴不得有汗，今头汗出，故知非少阴也。（头汗出为阳微结，尚半表半里，非少阴证，是阴不得有头汗也。阳微二字作虚字解妙）可与小柴胡汤。设不了了者，得屎而解。此疾证后同，故得屎而解也。或难曰：仲景云：脉阴阳俱紧，反汗出者，亡阳也。此属少阴，不得有汗，何也？今头汗出者，故知非少阴，何以头汗出，便知非少阴证（若见汗出亡阳，亦为阴症，何必头汗，知非少阴）。孙曰：此一段正是仲景议论处，意谓四肢冷，脉沉紧，腹满，全似少阴。然大便硬，头汗出，不得为少阴。盖头者，三阳同聚。若三阴至胸而还，有头汗出，自是阳虚。故曰：汗出为阳微，是阴不得有汗也。若少阴，头有汗，则死矣（厥逆、自利、头汗、蜷卧，为少阴死症）。故仲景平脉法云：心者火也。明少阴则无头汗者，可治。有汗者死。心为手少阴，肾为足少阴。相与为上下，唯以意逆者得之。（《名医类案·卷一·伤寒》）

按：本案深合《伤寒论》原文，对于紧脉的认识大有裨益，录于此以供研习者参考。

本案之脉紧，实与脉弦相类似。伤寒邪入半表半里，气血郁滞不畅，郁而化热故头汗出，气血虚而郁滞故脉沉细。脉紧为气郁所致，也与外寒凝结有关。

5. 姜某，女，38岁。钩端螺旋体病，高热腿痛已两个多月。医先予大剂青霉素等西药治之不效，后又配合中药清热解毒佐以除湿之品治之仍无功。审其除身痛发热，体温39.5 ℃之外，并见烦躁，舌苔白，脉浮紧而数。因思脉浮紧者，风寒之邪闭郁于表也；数者，热也。综合脉症论之，乃风寒闭郁至甚而热反见于外也。治宜散寒解表，佐以清热之品。

处方：麻黄18 g、桂枝9 g、杏仁9 g、甘草9 g、生姜10 g、大枣7个、生石膏10 g。

服药1剂，次日热退症消。再进半剂，调理而愈。（朱进忠《中医脉诊大全》）

按：本案高热腿痛，前医先后以西药及清热解毒中药治之无效，说明辨证不清。今见脉浮紧而数，烦躁，舌苔白，可知外有风寒之邪闭郁于表故脉紧，营卫之气为寒所凝，不通则痛，卫气不得外出而郁闭于里，故发热，因脉为浮，故病邪仍在表皮之里，尚未入于内脏之里，腿痛之症也正是表证的表现，应用大青龙汤治愈。但大青龙汤所用之石膏不应如此之小量，说明外寒内闭化热之象并不明显，仅现端倪，即只有烦躁，未出现口干，说明本案仍以寒为主，仅有少许化热之势，故石膏只用少量以解内郁之热。

十四、缓^阴

【提要】

概述缓脉的脉象特点、相类鉴别及其临床意义。

【原文】

缓脉，去来小快于迟[1]《脉经》，一息四至[2]戴氏，如丝在经，不卷其轴[3]，应指和缓，往来甚匀张太素[4]，如初春杨柳舞风之象杨玄操[5]，如微风轻飐柳梢滑伯仁[6]。

【时珍原注】

缓脉，在卦为坤，在时为四季，在人为脾。阳寸阴尺，上下同等，浮大而软，无有偏胜者，平脉也。若非其时，即为有病。缓而和匀，不浮不沉，不疾不徐，不微不弱者，即为胃气。故杜光庭云：欲知死期何以取，古贤推定五般土。阳土须知不遇阴，阴土遇阴当细数。详《玉函经》。

【注释】

[1]去来小快于迟：去来，指跳动的频率。小，稍微的意思。小快于迟，指缓脉脉率比迟脉稍快。

[2]一息四至：指缓脉一呼吸之间脉跳四次。

[3]如丝在经，不卷其轴：经，织布时用梭穿织的竖纱，编织物的纵线，与"纬"相对。如丝在经，指缓脉的脉象有如触在织机上的经线，尚未转紧，形容其紧张度不高，有舒缓之象。

[4]张太素：明代医家，著有《太素脉秘诀》。

[5]杨玄操：唐代医家，著有《难经注》《黄帝明堂经注》。

[6]如微风轻飐柳梢：飐（zhǎn），风吹飘动的样子。比喻缓脉如微风轻轻吹拂柳梢一般轻柔和缓的样子。

〔7〕滑伯仁：元代医家，著有《十四经发挥》。

【译文】

缓脉的脉象，为脉率稍快于迟脉，一呼一吸之间脉来四次。其如同触及织布机上尚未拉紧的经线一样，应指柔和舒缓，往来节律均匀。也像初春时节微风轻拂杨柳一般，与树梢轻柔缓慢摆动的感觉类似。

【原文】

体状诗

缓脉阿阿四至通[1]，柳梢袅袅飐轻风。
欲从脉里求神气[2]，只在从容和缓中[3]。

【注释】

〔1〕缓脉阿阿四至通：阿阿，舒缓的样子。缓脉脉动舒缓，一息四至。

〔2〕欲从脉里求神气：神气，指正常脉象的特点。此句是指缓脉若见于正常人，脉象中应具有的特点。

〔3〕只在从容和缓中：正常缓脉的特点，应当有从容和缓之象。从容指来去从容，不急不慢，此处指缓脉具有不急迫、节律适中的特点。和缓指柔和有力。

【译文】

缓脉来去舒缓柔和，一息四至，有如微风轻拂过柳梢，有轻缓之象。若缓脉见于正常人，则具有从容和缓的特点。

【原文】

相类诗：见迟脉。

主病诗

缓脉营衰卫有余[1]，或风或湿或脾虚。

上为项强下痿痹[2]，分别浮沉大小区[3]。

寸缓风邪项背拘[4]，关为风眩胃家虚[5]。

神门濡泄或风秘[6]，或是蹒跚足力迂[7]。

【时珍原注】

浮缓为风，沉缓为湿，缓大风虚，缓细湿痹，缓涩脾薄，缓弱气虚。《脉诀》言：缓主脾热口臭、反胃、齿痛、梦鬼诸病。出自杜撰，与缓无关。

【注释】

[1]缓脉营衰卫有余：病理性缓脉，多为营卫不和、卫强营弱。营衰，即营弱。卫有余，即卫强。此时多指素体有营卫两虚之人，感受风寒之邪，卫气奋起抗邪，脉位偏浮，但因素体营阴亏虚，故脉体缓弱乏力。

[2]上为项强下痿痹：项强，即颈项强直。痿痹，即肌肉痿软，筋脉弛缓无力。

[3]分别浮沉大小区：分析缓脉的临床意义，应当结合脉位的浮与沉、脉体的大与小进行综合判断。

[4]寸缓风邪项背拘：寸脉主上焦，对应人体的上半身。风为阳邪，易袭阳位，且风性开泄，故可出现寸脉缓。寒主收引，易出现气血不通之疼痛拘急症状，故风寒外侵，

易出现项背拘急。

［5］关为风眩胃家虚：关部对应中焦脾胃肝胆，关脉缓可见肝经风动之头目眩晕或脾胃虚弱的相关症状。

［6］神门濡泄或风秘：神门，即尺脉，此处指尺脉缓。濡泄，即大便泄泻。风秘，病名，即风邪犯肺传及大肠，风为阳邪，易伤津液，可致大肠津亏便秘。

［7］或是蹒跚足力迂：蹒跚，行走不稳，动作艰难。此处指尺脉缓可见下焦湿邪阻滞，导致下肢关节屈伸不利，或筋脉失养，行走无力。

【译文】

缓脉主营卫不和、卫强营弱，此时多为外感风寒之邪或风湿之邪，也可见脾虚或脾虚湿邪内聚。风湿在上可见颈项强直，风湿在下可见下肢痿软弛缓无力，甚至肢体痿废不用。诊察缓脉时，还应体察脉位的浮沉和脉体的大小，以综合判断病证的表里虚实。寸脉缓，多主外感风邪，可出现项背拘急。关脉缓，多主肝经气逆化风的眩晕或脾胃虚弱之症。尺脉缓，多为下焦肾虚湿邪停蓄之泄泻或风邪伤及下焦大肠津液导致的便秘，也可见到湿邪侵及下焦筋脉导致的双足痿软无力。

【名家论述】

1.《素问·玉机真藏论》曰：其来如水之流者，此谓太过，病在外；如鸟之喙，此谓不及，病在中。……太过则令人四肢不举，其不及则令人九窍不通。《脉经》云：脾王之时，其脉大阿阿而缓，名曰平脉。反得弦细而长者，是肝之乘脾，木之克土，为贼邪，死不治。反得浮涩而短者，是肺之乘脾，子之扶母，为实邪，虽病自愈。反得洪大而散者，是心之乘脾，母之归子，为虚邪，虽病易治。反得沉濡而滑者，是肾之乘脾，水之凌土，为微邪，虽病即瘥。伪诀以缓脉主脾热、口臭、反胃、齿痛、梦鬼诸证，似乎缓脉主实热有余之证，杜撰如此。（《脉诀汇辨·四言脉诀·二十八脉》）

2.缓，脉来四至，从容不迫，主正复。和缓之缓主正夏；怠缓之缓主中湿。数者，脉息辐辏。六至以上，主阳盛燔灼，侵剥真明之病，为寒热，为虚劳，为外邪，为痈疽。（《脉义简摩·主病类》）

【脉法阐微】

缓脉的特征，为脉率基本正常，但其脉管弛缓松软。

原文中描述的缓脉，可分为两种：一为生理，一为病理。生理之缓脉，为从容和缓、柔和有力之象。病理之缓脉，为脉管明显弛缓松软，此时必有脉力的松软无力之象。

病理性的缓脉所主的病证，包括风邪、湿邪、脾虚、气虚，以及以上多种病因病机的兼夹，临床当结合脉象的浮沉、大小、三关等特征，并结合四诊合参综合判断。

【现代研究】

缓脉与生理的平脉极其相近，如无其他病理体征同时存在就不能认为是病理的脉象。清代姚止庵说："缓脉之解有二，一为和缓，所谓脉有胃气是也；一为缓弱，元气亏损，是由其相兼的体状改变和症候为决定的。"故李延昰说："缓脉不主疾病，唯考其兼见之脉乃可断其为病。"故缓弱倦怠明显时，才是主湿与主虚的脉候。《金匮》说："缓则为虚。"又说："营缓则为亡血，卫缓则为中风。"所谓"营缓"当是指沉缓，"卫缓"当是指浮缓。前者是说明营不足、多为血少，后者是说明卫不固、故易受风，营卫不足，虚证可知。缓脉在时象长夏，在脏象脾，脾是体内最大的淋巴腺，对淋巴液的运行和血量的调节起着重要的作用。长夏时令暄暖，全身脉道扩张，淋巴及血液循环旺盛，反映在血液循环机能上，就是脉搏的体状虽因血管的扩张而略有倦怠，但来去却不失从容。这乃是内、外界环境统一性的正时正脉，如见非期时，同时且有体液循环障碍和水分滞留的各种见症，这就是主湿的缓脉。故病理的缓脉能与脾胃虚弱、全身或四肢浮肿、风眩、湿痹、项背拘急、腰腿乏力、便溏濡泄和气血不足等病症有关。中医所谓湿病，与西医所说的水代谢失调、体液平衡障碍的病理情况相类似。在水代谢失调、体液滞留时，全身的血量必然也相应地增加，循环器官的负担也要加重，同时在体液滞留时，还将有机体某些组织与器官在代谢和形态结构上的改变。水肿时发生缓脉，可与小动脉壁内水和电解质成分的改变有关，当钠的比值上升时，平滑肌的张力、血管反应性和血压都下降，反之则升高。在水病时，由于血管平滑肌细胞内水分和钠的储存，造成水肿或细胞肥大，可使管壁增厚，而产生三种不同的情况：如向内肥大即促使管腔变小，使血流阻力增加；如向外肥大但内腔不大，亦将使血管的弹性发生改变；也有可能内、外径都增加。所有这些都将与缓脉主湿的病理因素有关。脉搏的倦怠无力，也就不可避免地要发生。如尚有其他的脉象改变，特别是轮廓不清的涩脉的形态参与其间，则更是湿病无疑。

【临床应用】

1. 汪石山治一人，形短颇肥，色白近苍，年逾二十，因祈雨过劳，遂病手足瘛疭，如小儿发惊之状，五日勺水不入口，语言艰涩。或作痰火治，或作风症治，皆不效。汪视之，脉皆浮缓而濡，按之无力。（缓为脾脉，濡而无力为虚。）曰：此因伤脾以劳倦故也，土极似木之病。经云：亢则害，承乃制，是矣。夫五行自相制伏，和平之时，隐而不见。一有所负，则所生者见矣。令病脾土受伤，则土中之木发而为病。四肢为之瘛疭也。盖脾主四肢，风主动故也。若作风痰治之，必致于死。宜补其脾土之虚，则肝木之风自息矣。遂以参、术为君，陈皮、甘草、归身为臣，黄柏、麦冬为佐，经云：泄其肝者缓其中。故用白芍为使，引金泄木，以缓其中。一服，逾宿遂起。至十余帖，全安。（《名医类案·卷十二·瘛疭》）

　　按：缓为脾虚，亦为湿邪为患，与濡兼见，可知脾虚湿胜。脉浮者，有上亢之势，故病手足瘛疭。脉症相合，可知土虚而木乘，病本在脾，宜补脾土之虚而治其本，脾土实则肝风自息。然观其处方，既有治脾虚之本，也有酸敛息风之标，实为标本兼顾。

2. 江应宿奉叔父方伯之滇南，抵任月余，叔父患痰嗽气喘，不能伏枕，腰痛，大便秘，小溲淋沥，胸膈痞闷，呕吐清水，召官医十余曹，治之罔效。素有痰火哮喘病，每遇天寒，或饮食起居失宜，即举发，动经旬余，不药亦愈。本欲不服药，则痞闷，二便胀急难当。命宿诊之。六脉缓弱无力，右为甚。（缓为脾脉，虚而协湿，故宜利小便而投四苓、二陈。）即告之曰：叔父非往昔痰火，此属内伤，盖因科场选士，劳倦伤脾，兼以长途雨露受湿，湿伤脾，脾气虚，则肺金失养，清浊相干，阴阳反作。《经》曰：浊气在上，则生䐜胀，故痞满而呕清水。宜分利阴阳，（不得专执升清之说。）渗湿利水，（因喘而痞，宜利小便。）进四苓散加陈皮、半夏、竹茹。一剂而大小便通利，呕水亦止，是夜伏枕安卧。次早换六君子加当归、阿胶、牛膝、麦冬、五味，诸症悉除。但觉倦怠，时吐稠浊痰一二口，（痰滞肺上窍，宜泻下窍膀胱。）再单用六君倍加参、术，少佐贝母、升麻、麦冬、五味，补脾土调理。叔父笑曰：汝十年之后，当以医显，吾几违首邱之愿。遂上疏弃官而归。途中日进前药一服，共服参斤余，抵家，平复如初。（《名医类案·卷三·咳嗽》）

按：素有脾虚，内生痰浊，上泛于肺，肺失清肃，而见咳喘痰鸣。现又因脾虚而水湿内停，故呕吐清水，胸膈痞闷。脾虚无力，加之痰饮阻滞，故小便淋漓，大便秘结。脾虚为本，痰湿水饮为标，故脉缓弱无力。但综合病证整体表现，当以标实为急，急则治标，先以分利阴阳、渗湿利水，以缓其急；后以健脾化痰、敛肺降气，标本兼顾。"不得专执升清之说"，即提示临证需分标本缓急之意。

3. 一妇体胖，素内热，月经失调，患痛风，下身微肿，痛甚，小便频数，身重脉缓，症属风湿而血虚有热。先用羌活胜湿汤（东垣羌活胜湿汤：羌活、独活、炙草、藁本、防风、蔓荆、川芎、苍术、黄柏、加制附子二分行经。）四剂，肿渐愈，用清燥汤数剂，小便渐清，用加味逍遥十余剂，内热渐愈。为饮食停滞，发热仍痛，面目浮肿，用六君子加柴胡、升麻而愈。（《名医类案·卷八·痛风》）

按：脉缓为湿。由其关节疼痛，可知湿在经络；由下身微肿疼痛、小便频数，可知湿热在下焦。因当前疼痛较剧，故宜先祛除经络关节间风湿，用羌活胜湿汤加减，待关节肿痛减轻后，再以清燥汤清利下焦湿热。因复又有月经不调，故再用加味逍遥调理月经。后因饮食停滞，伤及脾胃，湿热内生而致疼痛复发，且面目浮肿，可知脾胃虚弱为湿邪之根本，即使经络关节间湿邪亦与脾湿有关，故以六君子加柴胡、升麻调治其本，服药后其痛及浮肿果愈。

4. 一老人，头目昏眩而重，手足无力，吐痰相续，脉左散大而缓，右缓大不及左，重按皆无力，饮食略减而微渴，大便四日始一行。医投风药，朱曰：若是，至春必死。此大虚证，宜大补之。以参、芪、归、芍、白术、陈皮浓煎，下连柏丸三十粒。服一年，后精力如丁年。连柏丸：姜汁炒，姜糊为丸，冬加干姜少许。（《名医类案·卷五·虚损》）

按：脉缓可为湿，也可为脾虚。缓脉与大脉相兼并见，则多为脾虚。因两脉重按皆无力，故必为脾气虚而外浮。参合病症，其饮食减，大便四日一行，为脾胃气虚无力运化；头目昏眩而重，为脾气虚而土虚木乘，兼脾不升清；手足无力，为脾气虚，不能主四肢；吐痰不断，说明脾虚不能运化水液而生痰饮。故其本为虚，不得再用攻破药，前医欲投以风药，因风药多为流动耗气之品，故若服之必更虚其虚。断其"至春必死"，乃为五行相克原理的运用，因春季肝气舒发而旺，土虚而木乘，则病情必加重。此大虚证只宜大补，用参、芪、术补益脾胃之气，归、芍补血和血，陈皮行气和胃，共奏补益脾胃、化生气血之功。

5. 汪石山治一人，年三十余，忽病渴热、昏闷、面赤、倦怠。汪诊之，脉皆浮缓而弱，两尺尤甚，曰：此得之色欲，药宜温热。其人曰：先生之言诚然也，但病热如此，复加热药，惑矣。汪曰：寒极生热，此证是也，肾虚寒者，本病也，热甚者，虚象也。譬如雷火，雨骤而火愈炽，日出，火斯灭矣。遂以附子理中汤，煎熟冷服，三贴，热渴减半，再服清暑益气汤，十贴而安。（《名医类案·卷二·火热》）

按：脉浮缓而弱，浮弱均主气虚，而缓为脾气虚。两尺尤甚者，即为肾中元气虚衰而外浮之象，故断为病起于色欲过度。虽有热渴、面赤之症，但同时也有昏冒、倦怠等元气虚损之症，故应将热渴、面赤视为阳气虚浮之象。以附子理中汤补益脾肾阳气，为防寒热格拒，故热药冷服之。

十五、芤 ^{阳中阴}

【提要】

概述芤脉的脉象特点、相类鉴别及其临床意义。

【原文】

芤[1]脉，浮大而软，按之中央空，两边实《脉经》。中空外实，状如慈葱[2]。

【时珍原注】

芤，慈葱也。《素问》无芤名。刘三点云：芤脉何似，绝类慈葱，指下成窟，有边无中。戴同父云：营行脉中，脉以血为形，芤脉中空，脱血之象也。《脉经》云：三部脉芤，长病[3]得之生，卒病[4]得之死。《脉诀》言：两头有，中间无，是脉断截矣。又言：主淋沥[5]、气入小肠。与失血之候相反，误世不小。

【注释】

[1]芤：葱的别称。在此用来形容芤脉有中空之象。

〔2〕慈葱：一种食用葱。

〔3〕长病：指久病、新病。

〔4〕卒病：卒，通"猝"，突然。

〔5〕淋沥：指小便灼热疼痛，急迫而不畅。

【译文】

芤脉，脉位偏浮，脉形偏大而软，用力按之则感中间空虚，两边充实。芤脉的脉象为中间空两边实，形同慈葱。

【原文】

体状诗

芤形浮大软如葱，边实须知内已空。

火犯阳经[1]血上溢，热侵阴络[2]下流红。

【注释】

〔1〕阳经：上为阳，阳经指上部经络。

〔2〕阴络：下为阴，阴经指下部经络。

【译文】

芤脉之脉象为浮大而软，形如葱管，边实而中空。火热邪气若侵犯上部血络，则上窍溢血（如口鼻咽喉部出血），若侵犯下部血络，则血从下窍溢出（如月经崩漏、尿血、便血等）。

【原文】

相类诗

中空旁实乃为芤，浮大而迟虚脉呼。

芤更带弦名曰革[1]，芤为失血革血虚。

【注释】

[1] 芤更带弦名曰革：革脉是在芤脉基础上又带有弦脉的特点，也就是指比芤脉的脉管紧张度更高。

【译文】

中间空虚而两边充实的脉即为芤脉，一般多兼有浮大而软的感觉。虚脉与之相比，也具有浮大而软之象，但还有迟的感觉。革脉是在芤脉基础上又增弦脉之脉管紧张之象。故芤脉与革脉二者主病相似，芤脉多为失血，革脉多为血虚。

【原文】

主病诗

寸芤积血[1]在于胸，关里逢芤肠胃痈。

尺部见之多下血[2]，赤淋红痢漏崩中[3]。

【注释】

[1] 积血：指瘀血。

[2] 下血：下部出血。

[3] 赤淋红痢漏崩中：指下部出血的具体表现。赤淋，即血淋，表现为小便涩痛而尿血。红痢，即患痢疾时大便夹脓血便。漏崩：即崩漏，又称崩中漏下，指不在经期时阴道

大量出血，或持续淋漓不断。血量多而来势猛者为崩中，血量少而淋漓不断者为漏下。

【译文】

寸部主上焦，寸部见芤脉为胸膈之上有瘀血。关部主中焦，关部见芤脉为肠痈、胃痈。尺部主下焦，尺部见芤脉多见下部出血症，如血淋、痢下脓血、崩漏等。

【名家论述】

1. 芤之为义，两边俱有，中央独空之象也。芤乃草名，其状与葱无以异也。假令以指候葱，浮候之着上面之葱皮，中候之正当葱之空处，沉候之又着下面之葱皮，以是审察，则芤脉之名象，昭然于心目之间，确乎无可疑矣。刘三点云：芤脉何似？绝类慈葱，指下成窟，有边无中。叔和云：芤脉浮大而软，按之中央空，两边实。二家之言，其于芤脉已无遗蕴矣。戴同父云：营行脉中，脉以血为形。芤脉中空，脱血之象也。伪诀云：两头有，中间无。以头字易《脉经》之边字，未明中候独空之旨，则是上下之脉划然中断，而成阴绝阳绝之诊矣。又云：寸芤积血在胸中，关里逢芤肠胃痈。是以芤为蓄血积聚之实脉，非失血虚家之空脉矣。以李时珍之博洽明通，亦祖述其言为主病之歌，岂非千虑之一失乎？伪诀又云：芤主淋沥，气入小肠。与失血之候，有何干涉？种种邪讹，误人不小，不得不详为之辨也。即叔和《脉经》云：三部脉芤，长病得之生，卒病得之死。然暴失血者脉多芤，而卒病得之死可乎？其言亦不能无疵也。至刘

肖斋所引诸家论芤脉者，多出附会，不可尽信。（《诊家正眼·芤脉》）

2. 芤：为失血。芤数：为亡血发热，身体瘦，肌肉甲错。芤迟：为气虚脱血。芤动微紧：为男子失精，女子梦交。（《医碥·切脉·各脉主病》）

【脉法阐微】

芤脉偏浮，是指浮取即得，但边实中空，是指中按时明显空虚。但重按时仍有脉象。

【现代研究】

芤脉属于指感较浮的脉象，《脉经》："浮大而软，按之中央空，两边实。"近年来采用人体无创实验、动物的放血实验等，对芤脉的形成机制及脉图特点进行了研究。

（1）芤脉的脉图特征：肖氏研究结果表明，芤脉脉图为降中峡高度明显降低，重搏波明显增高，重搏前波消失，脉图升支上升时间缩短。傅聪远等Valsalva氏实验引起的实验性芤脉脉图，除肖氏所述变化外，尚有主波高度变小。并发现老年人以非典型性芤脉为主，降中峡位置略高，可能与老年人动脉硬化有关。

（2）芤脉的形成机制：肖一之等观察了14名健康飞行员，在下肢负压（LBNP）作用下出现实验性芤脉的血流动力学变化。结果显示：心排出量（SV、CO、CI）明显减少，收缩压明显下降，舒张压及平均动脉压变化不大，心率加快，总外周阻力增高，以上变化与大失血、失水所致的血流动力学变化近似，同时出现芤脉的指感和脉图。肖氏认为芤脉的形成机制是大量出血或失水引起循环血量减少，心排出量减小，从而引起收缩压下降，心率加快和外周阻力增加是其代偿性反应。傅聪远等采用Valsalva氏实验，观察到使受试者出现实验性芤脉时的心血管功能状态除上述改变外，尚有舒张压升高、收缩压降低、脉压变小、动脉顺应性增大、脉速缓慢、射血前期时间延长、左室射血时间缩短、PEP/LVET比值增大等变化。傅氏认为以上变化可看作是芤脉形成的病理、生理基础，其中心搏指数和心指数降低是主要的。黄士林等认为芤脉为大失血时出现的一过性脉象，临床常出现，但不易见到，动物实验及临床实践证明，只有当失血者年龄较大，血管弹性降低，失血达一定量时（临床中一般出血在400～600 mL），造成循环容量不足，而机体的失血性调节反应尚未能使血管强烈收缩时，才能出现芤脉。黄作福等对芤脉形成与每搏输出量及外周阻力的关系进行了研究，结果显示：①随每搏输出量的逐渐减少，脉图主波幅及降中峡逐渐降低，潮波消失，降中波幅逐渐明显，并发现降低外周阻力后再减少每搏输出量易导致芤脉的出现；②脉图参数降中峡高与每搏心排出量的减少呈负相关，降中峡高与每搏心指数、脉压呈正相关，相关系数有显著意义；③芤脉血流动力学变化与前面学者的实验结果一致。

　　在生理情况下，正常的脉搏既要外形舒畅柔和，更要内容充实饱满，属于外形的是由血管壁的机能所决定的，属于内容的是由血液的质和量，以及血液的流动状况所决定的。两者都决定于机体的整体作用，但在特定范围内又各有它们特定的性状。就是说在某一病理过程中，外形与内容有其各自的生理机能和病理表现。在由创伤、手术或内脏等大量出血之后，以及新产出血过多时，血液损失过多，循环血容量骤然减少，流经全身各个主要脏器的血流量即大为减少，内脏的感受器向中枢神经系统发出冲动，反射地发挥适应代偿和调节机制，在全身其他体液中移借水分入血，以维持循环血容量在一个有限度的水平上。此时血液在量的方面虽然临时得到补充，但在质的方面就显然不足。由于血浆胶体物（主要为蛋白质）和血细胞减少，血液的滞性和比重也就相应地减低，而被稀释的血液对血管壁的由分子运动所产生的压强也就减低，故在按脉时，虽能触知血管壁的柔韧性状，但略行重按即有空匮之感，这就是在大出血后之初期常能出现芤脉的病理机转和由此机转所形成的血管形态。由此可见，古人对芤脉的形容是极其恰当的，而其所代表的病理意义，又极其真实。

芤脉的病理基础主要是由于血液质的亏损和量的不足而来，不但能出现于大出血之初期，在严重贫血时亦可见之，但以急性失血后为明显。芤脉亦主男子失精与女人梦交，可能是与血液的质量不足，因而相应地出现全身衰弱和精神不宁等症状有关。

还有一点应该说明，即芤脉用于左、右寸口分候脏腑的诊法是行不通的。虽然李时珍的芤脉主病诗是把芤脉从寸关尺三部与上中下三焦的失血病变相应而立论的（寸芤失血在于胸，关内逢芤肠胃痈，尺部见之多下血，赤淋红痢漏崩中）。但这乃是受到了他全篇体例的影响，不但把芤脉斩为三段，就是迟数二脉，也是被劈为三截的。这种混乱的情况必须分辨清楚。血液循环的流域虽有上中下三焦之分，但它自身仍是一种严密的管道。认为上焦失血而芤脉仅见于寸，下焦失血芤脉仅限于尺的观点是机械的，不值得借鉴。

【临床应用】

1. 徐宇治，年未三十，先患舌疮，数年不愈，仲秋忽呕血，每日或一碗，或一杯，或十数口，脉之两手皆豁大，状如慈葱，重按则涩而略数，此木性久横，遇金旺之时，抑不得遂，故使胁痛而有块。其少腹之气，上冲而作咳嗽咽痛者，龙雷挟火以仇金也。其手足常冷者，土受木侮而作厥也。究其根源，良由水不足，而又遇燥令，非生金滋水，何以驯而扰之。生地、杞子、沙参、麦冬、元参、蒌仁，七八剂脉渐敛，症渐瘳，又内熟地一两，数剂并疮亦愈矣。（《续名医类案·卷十二·吐血》）

按：两手脉豁大如慈葱，正为芤脉之状，此与吐血症相合。重按其脉则兼涩与数，涩为气血瘀滞，数为热，说明此吐血症为气郁化火上冲所致。结合患病节气及其病史，可知肝郁气火上冲犯肺，故有咳嗽，横逆犯脾，故生舌疮、四肢厥冷等症，横逆冲胃，故吐血不止。治宜滋肾润肺，以阴潜阳，以生地、杞子、沙参、麦冬、元参等滋补肺肾阴液，沙参、麦冬、蒌仁兼有润燥止咳降气之功，阴液足则阳气自能潜降而不上冲，诚为治本之法。

2. 范文学治孙振麟，于大暑中患厥冷自利，六脉弦细芤迟，按之欲绝，舌色淡白，中心黑润无苔，口鼻气息微冷，阳缩入腹，精滑如冰。问其所起之由，因卧地昼寝受寒，是夜连走精二度，忽觉颅胀如山，坐起晕倒，四肢厥逆，腹痛自利，胸中兀兀欲吐，口中喃喃妄言，与湿温之症不殊。医者误以为停食感冒，与发散消导二剂，服后胸前头项汗出如流，背上愈加畏寒，下体如冷水，一日昏愦数次，此阴寒挟暑，入中手足少阴之候，缘肾中真阳虚极，所以不能发热。遂拟四逆加人参汤，方中用人参一两，熟附三钱，炮姜二钱，炙甘草二钱。昼夜兼进，三日中连进六剂，决定第四日寅刻回阳。是日悉屏姜附，改用保元，方用人参五钱，黄芪三钱，炙甘草二钱，麦冬二钱，五味子一钱，清肃膈上之虚阳，四剂食进，改用生料六味，加麦冬、五味，每服用熟地八钱，以救下焦将竭之水，使阴平阳秘，精神乃治。（《续名医类案·卷四·暑》）

按：弦为寒凝，细与迟为阴血亏虚，芤为失精。按之欲绝，乃为阳气衰微。舌淡苔润，口气清冷为寒凝阳微。此病由大暑之季饮食不洁，自利不止，导致肾中元气虚弱，寒邪入侵少阴肾经，寒伤阳气，更致失精。此时宜温补肾阳，温散寒凝。故重用四逆加人参汤回阳救逆，阳回后再改为保元方加减，气阴两补，收敛浮阳。待阳气恢复后再予救阴，用都气丸加减，使阴阳互生互用。

3. 丹溪治一妇，贫而性急，忽衄作如注，倦甚，脉浮数，重取大（大为阳。脉亦有大则为虚，非重取而得之也）且芤。此阳滞于阴，病虽重可治，急以萱草根入姜汁各半饮之（《本草》云：萱草根同姜汁服，乃大热衄血仙方）。就以四物汤，加香附、侧柏叶，四服觉渴，仍饮以四物十余贴而安（有形之血不能速生，无形之气所当急固。况症倦甚而衄如注耶？乃先生以为阳滞于阴，不投参术而用四物，后学宜细心别焉。）（《名医类案·卷八·血症》）

按：脉浮数为热，大而芤，为失血之脉。故此脉为实热迫血妄行所致。宜用清热凉血止血之方，萱草根与姜汁同用，为治疗血热衄血之高效方。待血止后，再以四物汤加侧柏叶凉血止血，加香附是据其性急，可知肝气不疏易郁而化热，香附为疏调肝气之气药，其性柔润，故宜用之。所谓阳滞于阴，即火热入血，应再避免使用温燥药。

4. 俞子容治一妇人，年逾五旬，病头痛，历岁浸久，（虚。）有治以风者，有治以痰者，皆罔效。脉之左沉，寸沉迟而芤，曰：此气血俱虚也。用当归二两，附子三钱。一饮报效，再饮，其病如失。（《名医类案·卷六·首风》）

按：左脉沉，为血虚而血行不畅，寸沉迟而芤，提示为上焦气血虚弱，即头部属上焦部位，久病头痛当为气血虚弱所致。方用当归大补气血，小量附子温阳助运血行。

5. 一人三十余，九月间，因劳倦发热，医作外感治，用小柴胡、黄连解毒、白虎等汤，反加痰气上壅，狂言不识人，目赤上视，身热如火，众医技穷。八日后，虞诊六脉数疾七八至，右三部豁大无力，左略弦而芤（虚证无疑）。虞曰：此病先因中气不足，又内伤寒凉之物，致内虚发热，因与苦寒药太多，为阴盛隔阳之证，幸元气稍充，未死耳。以补中益气加熟附二钱，干姜一钱，又加大枣、生姜煎服。众医笑曰：此促其死也。黄昏时服一剂，痰气遂平而熟寐。伊父曰：自病不寐，今安卧鼻声如平时。至夜半方醒，始识人，而诸病皆减。又如前再与一剂，至天明得微汗气和而愈。（《名医类案·卷二·内伤》）

按：发热当辨寒热虚实，虚寒证也可见发热。本案之发热即为劳倦所致，阳气虚浮所致。脉数多为热证，但也可为虚证。右脉虚大无力而数，为虚证无疑。左脉弦为虚风上亢之象，芤为里气虚弱。本为中气虚而阳气不固，再用寒药伤阳，使故阳气更虚。现脾肾阳气俱虚，故以补中益气汤与四逆汤合方脾肾双补。

十六、弦_{阳中阴}

【提要】

概述弦脉的脉象特点、相类鉴别及其临床意义。

【原文】

弦脉，端直以长[1]《素问》，如张弓弦《脉经》，按之不移，绰绰如按琴瑟弦巢氏，状若筝弦《脉诀》，从中直过，挺然指下[2]《刊误》。

【时珍原注】

弦脉在卦为震，在时为春，在人为肝。轻虚以滑者平，实滑如循长竿者病，劲急如新张弓者死。池氏曰：弦紧而数劲太过，弦紧而细为不及。戴同父曰：弦而软，其病轻。弦而硬，其病重。《脉诀》言：时时带数，又言脉紧状绳牵。皆非弦象，今削之。

【注释】

[1]端直以长：以，而。弦脉的脉象形体端直而长。

[2]挺然指下：挺然，直而长的样子。

【译文】

弦脉，其形端直而长，如张开的弓弦一般，按之固定不移，如同按在风筝的线上，有绷紧感。弦脉从中直过，像琴弦一样挺然于指下。

【原文】

体状诗

弦脉迢迢端直长[1]，肝经木王土应伤[2]。

怒气满胸常欲叫，翳蒙瞳子泪淋浪。

[1] 弦脉迢迢端直长：迢迢，长远的意思。此句形容弦脉端直而长的样子。

[2] 肝经木王土应伤：弦脉应肝之象。肝属木，脾属土，木克土。王，通旺。肝经气旺则木乘土而脾土受损。

【译文】

弦脉，端直而长，多为肝经气旺克伐脾土太过的表现。此时多表现为性情易怒、胸胁满闷、常欲呼叫、目生翳障、视物模糊及流泪等症。

【原文】

相类诗

弦来端直似丝弦，紧则如绳左右弹。

紧言其力弦言象[1]，牢脉弦长沉伏间[2]。

【时珍原注】

又见长脉。

【注释】

[1] 紧言其力弦言象：紧是指脉管的紧张度很高，有绷急之力。故前文称"左右弹"，即是指左右弹手有力之感。

[2] 沉伏间：沉伏，均为脉位较深，沉即脉位在下，伏即伏于筋肉之上。

【译文】

弦脉端直而长，状似绷直的丝弦。紧脉则如牵紧的绳索，具有绷紧左右弹动的力度。紧字强调了脉管绷紧的力度，弦字强调了脉管如端直的琴弦般的延长之象。牢脉，则具有弦而长的同时，脉位又深达于筋肉之上。

【原文】

主病诗

弦应东方肝胆经，饮痰寒热疟缠身。

浮沉迟数须分别，大小单双有重轻。

寸弦头痛膈多痰，寒热癥瘕[1]察左关。

关右胃寒心腹痛，尺中阴疝脚拘挛。

【时珍原注】

弦为木盛之病，浮弦支饮外溢，沉弦悬饮内痛。疟脉自弦，弦数多热，弦迟多寒，弦大主虚，弦细拘急。阳弦头痛，阴弦腹痛。单弦饮癖，双弦寒痼[2]。若不食者，木来克土，必难治。

【注释】

[1]癥瘕：多指腹腔内的肿块。其中坚硬不移者为癥，聚散无常而质软者为瘕。

[2]寒痼：积寒久病。

【译文】

弦应东方，为肝胆经之常脉。弦脉主痰饮、寒热往来、疟疾等病症。诊察到弦脉时，应结合浮沉迟数、大小单双等脉象要素来综合分析病情的轻重。寸脉弦则多为头痛、膈中多痰饮。左关脉弦多见寒热往来或癥瘕积聚。右关脉弦多见胃寒、心腹疼痛。尺脉弦多见阴疝、肢拘挛。

【名家论述】

1. 弦，按之不移，举之应手，端直如弓弦。为血气收敛，为阳中伏阴。或经络间为寒所滞，为痛，为疟，为拘急，为寒热，为血虚盗汗，为寒凝气结，为冷痹，为疝，为饮，为劳倦。（《诊家枢要·脉阴阳类成》）

2. （弦脉）按之不移，硬如弓弦。凡滑大坚搏之属，皆其类也。为阳中伏阴，为血气不和，为气逆，为邪胜，为肝强，为脾弱，为寒热，为痰饮，为宿食，为积聚，为胀满，为虚劳，为疼痛，为拘急，为疟痢，为疝痹，为胸胁痛。《疮疽论》曰：弦洪相搏，外紧内热，欲发疮疽也。弦从木化，气通乎肝，可以阴，亦可以阳。但其弦大兼滑者，便是阳邪；弦紧兼细者，便是阴邪。（《景岳全书·脉神章·正脉十六部》）

【脉法阐微】

弦脉的特点是端直以长，如按琴弦。有两个明显的特征，一是在指下有长的感觉，这一点与滑脉和短脉相反。滑脉如豆，短脉形体偏短。而弦脉有长的感觉，实际上并不一定等同于长脉，这是为什么呢？因为弦脉的三指之下每指的感觉都有延长之意，而三指的总长并不一定等同于长脉。这表明弦脉的长，是指三指下均有端直之意，如一条线一样，三指连接成一条完整的线状物。这一点与滑脉相反，滑脉是每指下皆有如豆状之物，豆状就不是直线状，各指下的豆状物相对独立。因此弦脉的"端直以长，如按琴弦"的形象，可明确地描述为三指连线。

弦脉的第二个特征，突出在"如按琴弦"的紧张感上，这种紧张感表现为上下弹跳。手指按在绷直的琴弦上，有上下的阻力感。此点与紧脉的紧张感有明显的不同，紧脉的紧张感，突出表现在左右弹，即在指头的左右两边弹跳，使得脉管似乎有左右不定之感。故紧脉的描述中有"如转索无常"。

【现代研究】

弦脉是临床上较常见的一种脉象，近年来对弦脉的研究报道较多，对正常人"平弦"脉，很多种疾病中出现的弦脉及弦脉脉图特征、形成机制等进行了研究。对弦脉形成的机制，主要从心血管、神经、体液等方面着手进行研究。弦脉的成因是和血管紧张性升高及动脉硬化有关，二者常伴随出现，因此弦脉的病理基础和高血压病有密切联系。在高血压病发生之初，症状常不显著，其后病人即渐有头痛、头昏、眩晕、失眠、精神恍惚、心跳心悸、不宁易怒等一系列症状。如病变演进为心力衰竭时，则会有喘咳、呼吸困难、痰中夹血等小循环充血象征。视网膜的动脉由于痉挛而轻度狭窄，或有轻度动脉硬化，进而有出血和水肿等眼底病变。所有这些，与中医弦脉的主症是十分近似的。《金匮》云"弦则胃气不行"，故中焦痞满、胃酸过多和消化不良时，常会出现弦脉。中医的理论认为是木盛侮土。西医认为溃疡病与消化系病的发病机制与神经机能失调有密切关系，而厥阴风木的见症，已有越来越多的人认为其与神经系统的机能障碍相类。《金匮》又说："转筋之为病，其人臂脚直，其脉上下行，微弦。"也是在全身肌肉及神经紧张时，小动脉的紧张性也相应地升高之故。临床经验证明，痉挛可使脉搏体积减小很多，当痉挛是主要因素时，解除痉挛，可使弦象消失。饮邪能出现弦脉，可能是在悬饮或支饮（胸水）时，心脏及大血管遭受压迫，内脏神经遭受刺激，其紧张性升高有关。如上所述，可见弦脉的出现可能是持久的，也可能是暂时的。痉挛可能仅有小动脉壁的紧张性升高，而动脉的内壁并未发生硬化和肥厚。当病理刺激解除后，弦象也就消失。伏邪时不但小血管壁紧张性升高，而且小动脉的肌层亦可发生肥厚、硬化、透明和管腔狭窄等变化，故常持久存在而不易消失。由于血管壁的弹性较差，切脉时指感是患者血管很硬，因而指面上有"如张弓弦"的感觉。

张崇等认为脉的弦与濡是动脉壁的体积弹性模量和动脉内的容量与压力所决定的。细弦脉常可见心脏泵力、心肌耗氧量及血管紧张度增加等交感神经功能亢进的表现，弦而有力脉则常有主动脉弹性系数及冠状动脉必需阻抗减小等动脉硬化的表现。可见脉象的弦、濡与血管硬度和紧张度关系密切。赵冠英等对643例正常成年人脉搏图与同侧上肢电阻抗图进行了同步观察，结果提示，弦脉时的肢体血流量和每

100 mL组织血流量均少于平脉、滑脉、弦Ⅲ、弦Ⅳ型的肢体血流量。熊鉴然等以脉图法测算高血压弦脉图，每搏心排出量、心指数比平脉明显增加，与其他单位测量结果不同。关于弦脉的心排出量问题，傅聪远认为，虽然实验测试结果出现弦脉的心排出量有增大和减少两种情况，但这两种情况并不互相矛盾。因为外周阻力与心排出量分别在控制主动脉根部血液的流出量和流入量中起主要作用，即共同决定着管腔内的血流增量，从而产生一定的张力变化。在一定的外周阻力下，心排出量的增加对弦脉形成可起促进作用，但它却不是形成弦脉的必要条件。相反，当外周阻力加大到一定程度以后，在心排出量减少的情况下，仍可产生具有弦脉特征的脉搏张力变化，而且这恰好是在某些心血管患者中常见的现象。因为外周阻力增加，使动脉血压升高，往往最后导致心排出量减少，这也许是生理性弦脉与病理性弦脉形成的不同之处。生理性弦脉的脉管富有张力，主要由于心排出量比较充盈，而动脉外周阻力仍正常，是功能旺盛的表现；病理性弦脉的高脉搏张力，主要由于外周阻力异常增加，而心排出量不大，甚至减少，是疾病或不健康的表现。

以上研究结果说明：弦脉的形成是外周阻力、心脏射血功能和动脉弹性等因素综合作用的结果，其中外周阻力升高与动脉弹性模量增大常常起着主导作用。

此外，神经、体液对心血管系统的调节功能亦及时反映在脉象上，当交感神经兴奋时，脉象变弦。费兆馥在观察阴虚火旺患者时，发现体内儿茶酚胺升高与弦脉的出现率平行。陈可冀研究发现心脏收缩力增强或心排出量增加并未能引出弦脉，只有在周围血管阻力增加时，弦脉方能产生。熊鉴然和陈德奎实验观察结果提示交感神经兴奋，或缩血管类血管活性物质含量增加等都是形成弦脉的重要因素。如遇疼痛、寒冷、激怒、紧张等刺激，使交感神经兴奋，缩血管神经介质或内分泌激素分泌增加，或肝脏疾病使肝脏的灭活功能减弱等，都可导致脉象变弦。

对于弦脉主病的研究，费兆馥等根据文献记载，对高血压、外科急腹症、慢性肝炎、慢性气管炎、恶性肿瘤、子宫肌瘤、慢性肾炎等患者进行脉图检测和分析，结果表明慢性肝炎、高血压组的弦脉构成比显著高于正常人同年龄组，而其他各疾病组与正常同年龄组比较无显著差异。陈可冀观察高血压患者弦脉出现率为156/168，不同等级的弦脉图又与高血压程度相应，所以他认为弦脉是高血压诊断的一个重要依据，并可用以判断高血压病情的轻重和治疗效果。徐鸿达等发现弦脉组患者的肝血流图异常者多，而平、滑脉组的肝血流图正常者多。以上提示弦脉与中医的肝脏功能有关。高血压出现的肝阳上亢、肝火上炎、肝风内动，以及慢性肝炎出现的肝气郁结、肝脾（胃）不调、血不养肝等证，均属中医肝病的范畴，故都以弦脉为主。

【临床应用】

1. 江篁南治一贵妇寡居，月候不调，常患寒热，手足或时麻木，且心虚惊悸，或心头觉辣，诸治不效。诊其肝脉弦出左寸口，知其郁而有欲心不遂也。乃以乌药、香附二味投之，二服，诸症俱减。（《名医类案·卷十一·妇人症》）

按：左关为肝脉，肝脉弦而上出寸口，为肝气郁而上窜所致。月经不调，寒热往来，均为肝气不舒之症。手足麻木，为肝筋动风之象。木气过旺而上冲于心，则心虚惊悸，气郁化火上攻则心头觉辣。本病以肝气郁滞为主，故治以乌药、香附行气疏肝。

2. 王，四十六岁。寒湿为痹，背痛不能转侧，昼夜不寐二十余日，两腿拘挛，手不能握，口眼歪斜，烦躁不宁，畏风自汗，脉弦，舌苔白滑，面色昏暗且黄，睛黄，大便闭。先以桂枝、杏仁、薏仁、羌活、广皮、半夏、茯苓、防己、川椒、滑石，令得寐；继以前方去川椒、羌活，加白通草、蚕沙、草薢，得大便一连七八日均如黑弹子；服至二十余剂，身半以上稍松，背足痛甚，于前方去半夏，加附子、片子姜黄、地龙、海桐皮，又服十数帖，痛渐止；又去附子、地龙，又服十数帖，足渐伸；后用二妙丸加云苓、薏米、草薢、白术等药收功。（《吴鞠通医学全书·卷三》）

按：本案之脉弦主痛极。脉症合参，又可知疼痛之因，为寒湿郁滞经络所致，同时兼有寒湿郁而化热化燥之势。

因寒湿痹阻不通，故背痛至极而不能寐。手足拘挛为痛极所致。口眼歪斜为风湿阻滞经络所致。烦躁不宁、大便秘结，为寒湿郁而化热，畏风自汗为表虚证。舌苔白滑为在表

上篇 七言脉诀

之寒湿凝滞。面色昏黄、睛黄则为寒湿郁滞化为湿热之证。

病情错杂，宜分步治疗。急则治标，先以散寒止痛、清热除湿法，以桂枝、羌活、川椒散寒通络，杏仁、薏米、广皮、半夏、茯苓、防己、滑石等清热除湿，其中羌活、防己、薏米均能治疗除湿止痹痛。痛缓则能寐。因本有寒湿化热之势，前方用热药后，寒减而热增，故再以前方去川椒、羌活之热，加白通草、蚕沙、草薢等清利湿热。后又出现背足痛甚，为湿热阻痹筋骨，故于前方加附子、片子姜黄、地龙、海桐皮、附子等，待痛减后，再以二妙丸加味清热除湿而收功。

3. 巴，廿八岁。面色青黄，其为湿郁无疑；右脉单弦，其为伏饮无疑；嗳气胸痛，合之左脉弦，其为肝郁无疑。上年夏日，曾得淋症，误服六味汤、丸，酸甘化阴，致令暑湿隐伏久踞，故症现庞杂无伦，治法以宣化三焦，使邪有出路，兼和肝胃，能令食为要。生石膏八钱，半夏五钱，生苡仁五钱，飞滑石一两，草薢四钱，茯苓皮五钱，旋覆花三钱，香附三钱，广郁金三钱，杏仁泥三钱，通草二钱，晚蚕沙三钱，煮成四碗，分早、中、晚、夜四次服。此症方案失收，姑不全录。自四月至八月一日，不断服药，诸症从面目青黄逐渐退净而愈。其面青由额往下，由耳往中，约十日褪一晕，及褪至鼻柱，约月余方亮，皆误服柔药之弊。所用不出此方，故方不全而案可以载，欲为隔年暑湿之症开一门路。（《吴鞠通医学全书》）

按：气机郁滞，故脉弦。暑湿郁遏气机，加之肝郁气滞，故应表里双解。三焦湿热弥漫，故宜宣畅气机，透热利湿，生石膏辛凉透热，杏仁宣畅上焦以利湿化，生苡仁、飞滑石、萆薢、茯苓皮、通草通利下焦湿热，蚕沙芳化中焦湿热。肝胃不和，嗳气胸痛，故用旋覆花降逆止嗳，香附、广郁金行气疏肝。

4. 一人，年近三十，旧因饱食牛肉豆腐，患呕吐，即次饮食不节，左胁下生块，渐大如掌，痛发则见，痛止则伏。其人性急，脉弦数，块上不可按，按之愈痛，时吐酸苦水，或作肾气治。朱曰：非也，此足太阴有食积与湿痰。遂投烧荔枝核二枚，炒山栀五枚（去皮），炒枳核十五枚（去壳），山楂九枚，炒茱萸九枚，人参一钱，细研，取急流水一盏煎沸，入生姜汁令辣，食前通酒热取，与六贴，吐二贴，服四贴。与此药且止其痛，却与消块药，用半夏末六钱，皂角六个，黄连半两（炒），石碱二钱，另研，右以皂角水煮取汁，拌半夏末晒干，同为末，以糖球膏为丸，胡椒大，每服百丸，姜汤下，数日愈。（《名医类案·卷五·积块》）

按：本案脉弦为痛症、食积、肝气郁滞均相关。脾胃虚寒，又伤食滞，土虚则木乘，故频发呕吐苦水。而中焦食滞、痰湿阻滞，肝气郁均可致气机阻滞，不通而痛。故治宜兼顾。以吴茱萸汤温散太阴寒湿，吴茱萸辛、苦、温，辛温以疏肝和胃，并苦降则可降气止呕。荔枝核、枳核行气疏

上篇 七言脉诀

肝、散结止痛，山楂消食导滞，食积郁而多化湿热，故用炒山栀清热利湿。用姜汁加强止呕之力。

5. 潘，二十九岁。初诊：痰饮喘咳，脉弦。姜半夏六钱，桂枝五钱，广橘皮三钱，白芍三钱，小枳实三钱，炙甘草三钱，干姜二钱，五味子二钱，煮三杯，分三次服。二帖。二诊：喘稍定而不寐，与胃不和则卧不安，饮以灵枢半夏汤。姜半夏二两，秫米二合，甘澜水八杯，煮取三杯，分三次服。三诊：左脉弦甚，所谓单弦饮澼也。久饮受风，因而大喘不寐，与半夏汤，喘止能寐，伏饮未除。姜半夏六钱，桂枝三钱，小枳实三钱，干姜三钱，云苓块五钱，炙甘草三钱，广皮三钱，炒白术三钱，煮三杯，分三次服。

（《吴鞠通医学全书》）

按：本案脉弦主痰饮。痰饮生于脾，贮于肺，故致喘咳。痰饮停于中焦脾胃，升降之枢受阻，阴阳不交，营卫不和，则睡眠不安。初诊先以化痰平喘法，半夏、橘皮、枳实、桂枝、干姜化痰降气，五味子、白芍敛肺平喘。二诊再用半夏汤化痰安眠。三诊在一诊基础上加白术以健脾化痰，培本固源。

6. 张某，女，35岁。甲状腺功能亢进，经某院以放射性碘与他巴唑治疗后，虽然甲状腺功能亢进已经痊愈，却出现终日疲乏无力，行动迟缓，昏沉欲睡，记忆力减退，精神难于集中，畏寒怯冷，头晕耳鸣。医诊甲状腺机能减退症。始用甲状腺素片治疗好转，但长期应用之后疗效又不如以前明显，为此又加用了一些补气养血药进行治疗，开始也有一些进步，但长期应用以后，效果又不显著。除上述诸症时轻时重已达4年多之外，并见其面色萎黄，皮肤干燥，两眼乏神，舌苔薄白，手足厥冷，脉沉细弦。思之：脉沉细弦、面色萎黄者，乃气血俱虚也，然但予补气养血何故无效？又思：弦者，肝脉也，寒也，脾脉见弦乃脾虚木乘。综合脉症，乃阴阳气血俱不足，脾胃虚寒，木邪乘土所致也。因予健脾抑木，大补阴阳气血。

处方：黄芪15 g、肉桂10 g、当归10 g、川芎10 g、生地10 g、白芍10 g、人参10 g、白术10 g、茯苓10 g、甘草10 g、半夏10 g、附子10 g、麦冬10 g、淡大云10 g、鹿茸1 g、生姜3片、大枣5个。

服药4剂之后，诸症似减；但服至20剂时效果仍不显著，嘱其去甲状腺素片，只服中药，5剂之后，诸症大减；继服2月，诸症全失。（朱进忠《中医脉诊大全》）

按：本案为甲亢治成甲减之后的气血阴阳俱虚之证，由脉沉细弦可知，沉为阳气不足，细为血虚，弦为肝郁，故应气血双补调之于脾胃，柔肝敛木而疏土。案中用八珍汤温补脾胃气血，黄芪补肝气，白芍补肝阴而敛肝阳，以助脾阴之生长。附子、肉桂、鹿茸、淡大云等温壮肾阳，加麦冬以阴配阳，阴阳互济。初服此方效果不佳，继则去甲状素片后服用则效果明显，说明西药有时也会阻碍中药发挥疗效。

十七、革阴

【提要】

概述革脉的脉象特点、相类鉴别及其临床意义。

【原文】

革脉，弦而芤仲景，如按鼓皮丹溪。

【时珍原注】

仲景曰：弦则为寒，芤则为虚。虚寒相搏[1]，此名曰革。男子亡血失精，妇人半产漏下。《脉经》曰：三部脉革，长病得之死，卒病得之生。

时珍曰：此即芤弦二脉相合，故均主失血之候。诸家脉书，皆以为牢脉。故或有革无牢，有牢无革，混淆不辨。不知革浮牢沉，革虚牢实，形证皆异也。又按《甲乙经》曰：浑浑革革，至如涌泉，病进而危；弊弊绰绰，其去如弦绝者死。谓脉来浑浊革变，急如涌泉，出而不反也。王贶以为溢脉，与此不同。

【注释】

[1]搏：指搏结。也可解为"搏"字之误，即捏成团的意思。此处指两种病性相合。

【译文】

革脉，弦长而兼芤的脉象，即端直而长，且中间空两边实。革脉有如按鼓皮般具有紧张感。

【原文】

体状主病诗

革脉形如按鼓皮，芤弦相合脉寒虚，

女人半产[1]并崩漏，男子营虚[2]或梦遗。

相类诗

见芤、牢。

【注释】

[1]半产：即小产、流产。

[2]营虚：营血亏虚。

【译文】

革脉的脉象，有如按在鼓皮上，为芤脉与弦脉相合的脉象，因芤脉为虚，弦脉为寒，所以革脉主虚寒证。妇人见革脉，多为半产或崩漏。男子见革脉，多见营血亏虚或梦遗。

【名家论述】

1. 革者，皮革之象也。浮举之而弦急，非绷急之象乎？沉按之而豁然，非中空之象乎？仲景曰：脉弦而大，弦则为减，大则为芤；减则为寒，芤则为虚；虚寒相搏，此名为革。此节正革脉之注脚也。革如皮革，急满指下。今云"脉弦而大"，只此四字可以尽革脉之形状矣。"弦则为减"以下，又发明所以为革之义也。叔和云：三部脉革，长病得之死，新病得之生。时珍云：此芤、弦二脉相合，故为亡精失血之候。诸家脉书皆以为即牢脉也。故或有革无牢，或有牢无革，混淆莫辨。不知革浮牢沉，革虚牢实，形与证皆异

也。（《脉诀汇辨·四言脉诀·二十八脉》）

2. 浑浑革革至如涌泉，病进而危；弊弊绵绵，其去如弦绝者死。谓脉来浑浊，革变急如泉涌，出而不返也。观其曰涌泉，则浮取之不止于弦大，而且数且搏且滑矣；曰"弦绝"，则重按之不止于豁然，而且绝无根蒂矣，故曰死。（《四诊抉微·切诊·革脉》）

【脉法阐微】

革脉宜与芤脉相类比。二者均为中空边实，革脉脉管较芤脉稍硬。因其中空，故多为精血亏虚。

【现代研究】

革脉是动脉血管壁紧张度增高的脉象。可类比于西医所说的硬脉，它也代表血管紧张度增高。此种现象多见于动脉硬化。动脉硬化时，指下按之可感受到血管的硬度增加，血管壁的形态在指下较正常脉管更加明显，原因是动脉壁增厚弯曲，有珠状的钙质沉着。

【临床应用】

1. 吴孚先治俞氏妇，血淋稔载，已成痼疾。因幼孙出痘危险，忽下血两昼夜不止，汗泻交作，晕数次（思虑恐惧，三阴并伤也）。脉向弦大而革者，忽变而数疾，欲脱奄奄一息。用人参、黄芪各一两，制附、炮姜、枣仁各三钱，五味、龙骨各一钱。或疑附子太热，且谓何不用血药。曰：血脱补气，古人精义。谓有形之血，不能速生，几微之气，所当急固。又脾胃气血，俱喜温而恶寒，姜、附宜服也。二剂脉渐转。前方加归、芍等药，血症已除，然脉气不和，非三年调摄，未易复也。自后参、芪不辍，计服补剂六百余帖，膏丸数料而起，并宿疾亦瘳。（《续名医类案·卷二十三·崩漏》）

按：本案之革脉，为大失血所致。脉弦大者，为血虚不能敛阳，阳气有虚脱之象。其脉变数疾，即为虚脱之先兆。宜先固其阳。故以四逆汤、参附汤、保元汤合方加味治之，温补之中兼用收敛之药，有温阳潜降之效。炮姜、附子伍枣仁、五味子、龙骨等法，即后世所谓温潜法。阳气回复后，再加归、芍，以阴阳气血双补。因气血阴阳大虚，故其后宜以培补脾肾阳气为主。

2. 周，脉革无根，左尺如无，大汗后，寒痉，头巅痛，躁渴不寐，此属亡阳。平昔饮酒少谷，回阳辛甘，未得必达，有干呕格拒之状，真危如朝露矣。勉议仲景救逆汤，收摄溃散之阳。冀有小安，再议治病。救逆汤加参附。（《临证指南医案·卷三·脱》）

按：脉革而无根，即重按无力或空，革为失精之象，但无根之脉伴见寒象，且有阳气虚脱之躁烦、口渴症，已见危急之象，急宜回阳救逆，因有干呕格拒症，故用救逆汤加参附治之，待阳回后再议填补肾精。

3. 立夏四日，诊左脉百至余，颇有敛聚之意，右关及尺，芤动若革。按脐下过寸，动气似若穿梭。此关元内空，冲脉失养，而震跃不息。此女子胞胎、男子聚精之会也。大凡内损精血形气，其胃旺纳食者，务在滋填。今食减不纳，假寐片晌，必烦惊惕，醒而汗。自述五心热炽，四肢骨节热痿如坠。明是阴精内枯，致阳不交阴，转枯转涸，自下及中至上。前投桑螵蛸散，固涩精窍，遗滑经月不来，奈寝食不加，后天生气不醒，醲厚填补，于理难进。即参术甘温益气，又恐益其枯燥（聪明人易于转悟，若能刻刻如此自考其学，必更进矣）。宜参生脉以滋三焦，晨进人乳一杯，使气血阴阳，引之导之，迎夏至一阴来复。早用人乳一盏，隔汤炖热服，午后略饥，用生脉四君子汤。（《临证指南医案·卷三·遗精》）

按：本案之革脉，为肾中阴精大亏，故见五心热炽、四肢骨节热痿。本应填补与收敛肾精，但因饮食不健，故宜从中焦着手调治，即以后天补先天。所用生脉散合四君子汤，既能甘温益气，也兼顾气阴。

十八、牢_{阴中阳}

【提要】

概述牢脉的脉象特点、相类鉴别及其临床意义。

【原文】

牢脉，似沉似伏，实大而长，微弦《脉经》。

【时珍原注】

扁鹊曰：牢而长者，肝也。仲景曰：寒则牢坚，有牢固[1]之象。沈氏曰：似沉似伏[2]，牢之位也；实大弦长，牢之体也。《脉诀》不言形状，但云"寻之则无，按之则有"，云"脉入皮肤辨息难"，又以牢为死脉，皆孟浪谬误。

【注释】

[1]牢固：牢即坚牢之意。此处指固定不移。

[2]似沉似伏：伏，伏而不见，形容脉位很深。此处指牢脉的脉位深沉。

【译文】

牢脉的脉位深沉，似沉似伏。其脉形为实大而长，微有弦象。

【原文】

体状相类诗

弦长实大脉牢坚，牢位常居沉伏间。

革脉芤弦自浮起[1]，革虚牢实要详看。

【注释】

[1]革脉芤弦自浮起：指革脉、芤脉、弦脉相对于牢脉而言，脉位均偏浮。一般认为革脉与芤脉偏浮。此处将弦脉并列，并不恰当，因临床上常有沉弦脉并见者。

【译文】

牢脉为弦长实大之脉，其脉体也坚牢不移，其脉位常居于沉伏之间，脉位极其深沉。革脉、芤脉、弦脉三脉虽然与牢脉在紧张度上相似，但脉位多偏于浮，且革脉多主虚证，牢脉多主实证，这几种脉之间的区别在临床上要详加分辨。

【原文】

主病诗

寒则牢坚里有余，腹心寒痛木乘脾。

疝癫[1]癥瘕何愁也，失血阴虚却忌之。

【时珍原注】

牢主寒实之病，木实则为痛。扁鹊云：软为虚，牢为实。失血者，脉宜沉细，反浮大而牢者死，虚病见实脉也。《脉诀》言：骨间疼痛，气居于表。池氏以为肾传于脾，皆谬妄不经。

【注释】

［1］疝癫：即癫疝，病名。指阴囊肿大，亦指妇子少腹部肿大，多由寒湿所致。

【译文】

牢脉为坚牢不移，为在里的阴寒之邪充盛有余，多表现为心腹冷痛，病机为木旺乘脾。癫疝、癥瘕之病见到牢脉，属于脉与病相应，为顺；若阴虚和失血见到牢脉，则属脉症相反，为逆证，此时病重难治。

【名家论述】

1. 牢，坚牢也。沉而有力，动而不移，为里实表虚。胸中气促，为劳伤。大抵其脉近乎无胃气者，故诸家皆为危殆之脉云。亦主骨间疼痛，气居于表。（《诊家枢要·脉阴阳类成》）

2. 牢脉所主之证，以其在沉分也，故悉属阴寒，以其形弦实也，故咸为坚积。积之成也，正气不足，而邪气深入牢固。……积之始生，得寒乃生，厥乃成积。故牢脉咸主之。若夫失血亡精之人，则内虚而当得革脉，乃为正象。若反得牢脉，是脉与证反，可以卜短期矣。（《脉诀汇辨·四言脉诀·二十八脉》）

【脉法阐微】

牢脉，以"沉按实大弦长"概括，并以坚牢不移为特点。其本质上属于复合脉象。

【现代研究】

牢属阴寒内滞、坚积固着之象，虚症不常见，多在肌肉收引、神经紧张的情况下发生，包括癥瘕和积聚在内。中医所谓癥瘕，即癥者真也，积聚之有形不散者属之。瘕者假也，积聚之时隐时现者属之。按照这种说法，瘕之为病可能是和内脏的机能性痉挛相近，癥之为病是和内脏组织或器官发生增殖肥大或新生物相同。但是新生物和增殖性病变，只要不牵涉心血管系统，脉搏是不会有什么改变的。如果内脏发生机能性痉挛时，牢脉的出现，完全是可以说得通的。因为当局部某一器官或组织，出现痉挛时，则全身的肌肉神经均将受到影响而发生紧张，此时心脏必须付出更大的推挤力量，以应付这种非常的局面。由于肌肉、神经及血管过度紧张，故脉有沉紧之象；心脏的推挤力量加强，所以脉搏就长而实大。失其本来的舒畅柔和体状而构成了牢脉的形态。肌肉或其他组织的痉挛拘急，在寒冷时实为多见，牢主寒实收引之病，就更有进一步的理由。牢脉如见于失血阴虚等证，便是危重的脉候。牢脉主寒主积，但也有人认为是实热在内的脉象，如蒋示吉说："牢为表虚里实之候，主实热在内，主伤寒热邪传里，大便燥结，主骨间疼痛。"

【临床应用】

1. 虞恒德治一妇年四十余，夜间发热，早晨退，五心烦热，无休止时。半年后，虞诊六脉皆数伏而且牢，浮取全不应，与东垣升阳散火汤（妙，切记此法，今人则竟滋阴降火矣）。四服，热减大半，胸中觉清快胜前，再与二贴，热悉退。后以四物加知母、黄柏，少佐以炒干姜，服二十余贴愈。（《名医类案·卷二·火热》）

按：本案以夜间五心烦热为主症，其脉数伏牢。数为热象，伏牢多为寒实证。据症考虑，五心烦热主阴虚火旺，数脉应其象。伏牢脉又主寒凝。综合考虑，当为寒凝阳气郁滞化火，兼阴虚火旺。寒凝气郁，当用温热药发散郁火，而阴虚火旺当用寒凉药滋阴降火，当此寒热错杂时，若同时用药，则彼此掣肘，故宜分步解决。若先治其阴虚，则所用之凉药加重寒凝之势，阳气更郁，则火热更伤其阴，而虚火更旺。故宜先用升阳散火汤发散脾胃郁火。

升阳散火汤出自李东垣的《内外伤辨惑论》，原文"治男子妇人四肢发困热，肌热，筋骨闷热，表热如火燎于肌肤，扪之烙手。夫四肢属脾，脾者土也，热伏地中，此病多因血虚而得之也。又有胃虚，过食冷物，郁遏阳气于脾土之中，并宜服之。"此病原因有二，一是因血虚而得，二是胃虚而过食冷物，郁遏阳气于脾。脾胃为气血生化之源，血虚也为胃虚所致，故这两种原因同时兼有。其病机为胃气虚兼阴血虚，但胃气又为寒邪所郁，故化火更伤其阴，宜先从升脾阳，散郁火入手治疗。待郁火平息后，再顾其阴血亏虚，二诊治以四物汤加知母、黄柏，此方具有补血、滋阴、降火之功。

2. 虞恒德治一人，年三十岁，三月间，房事后，乘马渡河，遇深渊沉没，幸马健无事，连湿衣行十五里，抵家。次日，憎寒壮热，肢节烦疼，似疟非疟之状，医作虚证治，用补气血药，用月余不效。更医作瘵治，用四物加知母、黄柏、地骨皮之类，及大补阴丸，倍加紫河车，服至九月，反加满闷不食，雇乳妪，日只饮乳汁四五杯，粒米不入。虞诊视，六脉皆洪缓，重按若牢，右手为甚。虞作湿郁治，用平胃散，倍苍术，加半夏、茯苓、白术、川芎、香附、木通、砂仁、防风、羌活，加姜煎服，黄昏服一贴，一更时又服一贴，至半夜，遍身发红丹如瘾疹（湿郁而为热，病邪才透），片时遂没而大汗，索粥，与稀粥二碗，由是诸病皆减，能食，仍与前方服三贴，后以茯苓渗湿汤，倍加白术，服二十贴而安。（《名医类案·卷二·郁》）

按：脉洪缓牢，右手之牢脉为甚，右脉主脾胃，牢主积聚，缓主湿，洪脉与热相应，故考虑脾胃有寒湿郁滞而化火。前以滋阴清火之四物汤加味及大补阴丸治疗后导致满闷不食，足证湿困中焦。前之憎寒壮热、肢节烦疼为表之寒湿阻滞营卫所致，故辨为湿郁中焦而用平胃散加健脾行气药及散寒化湿之风药，内散寒湿，外调营卫。

3. 尝记陈侍郎泾仲，庚戌秋过仪真求诊。初不觉有疾，及诊视，则肝脉沉弦，附骨取则牢。予曰：病在左胁有血积，必发痛。陈曰：诚如是。前此守九江被召，冒暑涉长江，暨抵行朝，血痢已数日矣。急欲登对，医者以刚剂燥之，虽得止数日，脐下一块大如杯，不旬日如碗大，发则不可忍。故急请官祠以归，为之奈何？予曰：积痢不可强止，故血结于脐胁下，非抵当圆不可。渠疑而不肯服，次年竟以此疾终。（《普济本事方·卷四·脏腑泄滑及诸痢》）

按：左脉沉弦而牢，左胁有积块，为患血痢而用涩药收敛凝结所致。此为瘀血所致之积块，当治以破血逐瘀药。

4. 李某，女，8岁。1个多月来，身热乏力，体温一直持续于38.5～39.5℃，颌下、颈、腋下、鼠蹊、肘窝淋巴结均肿大，咽喉疼痛，肝脾肿大。医诊为传染性单核细胞增多症。住院治疗1个多月，体温虽有所下降（38～38.5℃），但其他症状一直不见好转。出院后，始求治于中医以清热解毒之剂治疗，17剂后，效果仍然不够显著。察其除颌下、耳下、颈、腋下、肘窝、腹股沟淋巴结肿大外，并见其面色㿠白，多汗身热，舌苔黄白，脉弦大而紧数。因思暑热之令，两脉弦大紧数者，乃暑热损伤气阴之故。用补气养阴，除湿祛暑。

处方：党参10 g、甘草6 g、黄芪15 g、当归6 g、麦冬10 g、五味子10 g、青皮10 g、陈皮10 g、神曲10 g、葛根10 g、苍术10 g、白术10 g、升麻10 g、泽泻10 g。

服药4剂后，发热汗出消失，精神、食欲明显好转。继服10剂后，诸症全消，愈。（朱进忠《中医脉诊大全》）

按：患者长期发热，又见其面色㿠白，多汗身热，舌苔黄白等症，久治不愈必察脉，当以脉解症：脉弦大为暑热浮散于上，紧数为湿热阻滞气机，身热汗多即为暑热伤及气津之症，面色为气虚，舌苔黄白为暑湿症。故属暑热损伤气阴，应祛邪扶正，以东垣清暑益气汤补气养阴，除湿祛暑。

此时为何不用王氏清暑益气汤？我们比较这两个同名方，可知李氏清暑益气汤重在补益脾气，升举清阳，辅以滋阴，兼有理气和胃降浊，并清热利湿，如党参、黄芪、白术、甘草补脾气，升麻、葛根升举清阳，青皮、陈皮、神曲理气和胃以降浊，麦冬、五味子滋阴，合党参为生脉散以气阴双补，当归补血和血，泽泻、苍术清热利湿。而王氏清暑益气汤重在滋阴，佐以清热利湿，如以西洋参、石斛、麦冬、知母滋阴，西瓜翠衣、知母清热泻火，黄连清心火，竹叶导热从小便外出，荷梗清香解暑热。二者虽均有清解暑湿之功，但李氏方确以脾胃阳气虚损为主，王氏方则以肺胃暑热伤阴津为主，所以二方的脉症应有很大不同。李氏方多为低热，少见高热，如本案所示之热度，且常兼有脾胃虚弱，如本案之纳少；其脉象多为浮大而沉按弱，如本案之脉弦大紧数。王氏方多为高热，少见低热，且常兼有烦热亢奋之症，可见有纳少神疲，但常兼有舌红苔少；脉象多为虚细而数，可兼细而有力脉。

十九、濡阴

【提要】

概述濡脉的脉象特点、相类鉴别及其临床意义。

【原文】

濡脉，极软而浮细，如帛在水中。轻手相得，按之无有[1]《脉经》，如水上浮沤[2]。

【时珍原注】

帛浮水中，重手按之，随手而没之象。《脉诀》言：按之似有举还无，是微脉，非濡脉也。

【注释】

[1] 无有：没有。

［2］浮：水上浮泡。

【译文】

濡脉的脉象极软而浮细，就如漂浮在水面上的绵帛一样轻软无力，以手轻轻触之即得，重按之即无。濡脉如同水面上的水泡一样松软轻浮。

【原文】

体状诗

濡形浮细按须轻，水面浮绵力不禁[1]。

病后产中犹有药[2]，平人[3]若见是无根[4]。

【注释】

［1］力不禁：不禁，不能承受。力不禁是指不能用大力去按，用力稍大脉象即无的意思。

［2］病后产中犹有药：病后产中，指两种情况，一是久病大病之后，二是妇人生产之后。犹有药，是指尚能有药可治。

［3］平人：指除开病后与产中两种情况以外，且看起来没有病症的人。

［4］无根：指脉象重按无力或重按则无，即为无根之脉。多为肾气虚损，病情较重。

【译文】

濡脉的脉象为浮而细，手指诊察时用力须轻，因其像水面上漂浮的绵帛一样不受力，用力较大按之则无。久病大病之后，或产后之人见到濡脉，属于脉症相应，可以治疗。但若不是这两种情况，表面看起来无病的人出现濡脉则属无根之脉，属于脉症不相应。

【原文】

相类诗

浮而柔细知为濡，沉细而柔作弱持[1]。

微则浮微如欲绝，细来沉细近于微。

【时珍原注】浮细如绵曰濡，沉细如绵曰弱。浮而极细如绝曰微，沉而极细不断曰细。

【注释】

[1]持：看待，对待。

【译文】

濡脉的脉象特点是浮而柔细。弱脉的脉象特点是沉细而柔。微脉的特点是浮而微弱，按之欲绝。细脉的脉象特点是沉细，近似于微脉。

【原文】

主病诗

濡为亡血阴虚病，髓海[1]丹田暗已亏。

汗雨[2]夜来蒸入骨，血山崩倒[3]湿侵脾。

寸濡阳微自汗多，关中其奈气虚何。

尺伤精血虚寒甚，温补真阴可起疴。

【时珍原注】濡主血虚之病，又为伤湿。

【注释】

［1］髓海：脑为髓之海，故髓海指脑。

［2］汗雨：汗出如雨，即指盗汗的程度较重。

［3］血山崩倒：出血如山崩地裂一般，形容女性不在经期而突然大量出血。

【译文】

濡脉主失血、阴虚。常见髓海和丹田中的精血亏虚。症状表现为夜间盗汗、骨蒸劳热，或者崩漏等。濡脉也可因湿浊侵脾所致。寸部脉濡，多为阳气亏虚，自汗；关部脉濡，多为气虚证；尺部脉濡，多为精血亏虚，阳气虚寒，此时宜采用温补阳气和填补真阴之法，可使重病好转。

【名家论述】

1.濡，无力也。虚软无力，应手散细，如棉絮之浮水中，轻手乍来，重手却去。为气血俱不足之候，为少气，为无血，为疲损，为自汗，为下冷，为痹。左寸濡心虚易惊，盗汗，短气；关濡荣卫不和，精神离散，体虚少力；尺濡男为伤精，女为脱血，小便数，自汗多。右寸濡内热憎寒，气乏体虚；关濡脾软不化物，胃虚不进食；尺濡下元冷惫，肠虚泄泻。（《明医杂著·续医论·脉阴阳类成》）

2.濡之为名，即软之义也。必在浮候见其细软；若中候沉候，不可得而见也，王叔和比之帛浮水面，李时珍比之水上浮沤，皆曲状其随手而没之象也。《脉经》言轻手相得，按之无有。伪诀反言按之似有举还无。悖戾一至此耶！且按之则叙有，举之则全无，是弱脉而非濡脉矣。濡脉之浮软，与虚脉相类，但虚脉形大，而濡脉形小也。濡脉之细小，与弱脉相类；但弱在沉分，而濡在浮分也。濡脉之无根，与散脉相类；但散脉从浮大而渐至于沉绝，濡脉从浮小而渐至于不见也。从大而至无者，为全凶之象；从小而之无者，为吉凶相半也。（《诊家正眼·濡脉》）

【脉法阐微】

濡脉之形，多作软解。因濡脉之成与湿邪密切相关，故应重视濡脉在软的基础上，尚有脉管因湿邪浸渍而出现脉管模糊不清之象，临床上此特点亦为常见。

【现代研究】

濡脉为软脉，属机能不足的阴脉。凡是阴脉，其形成的机制皆有相似之处，即大多有全身机能衰弱，血液的质或量的降低，代偿机能失调，心搏输出量减少和血管充盈不良等因素。西医认为软脉是代表着血管的低紧张度，即脉压越低，则其脉越软，脉压越高则其脉越硬，与上述因素也有密切关系。因此濡脉的形成是由慢性消耗和营养不良而致的循环机能不全，临床常见头晕目眩、心悸气促、消化障碍、便溏泄泻、遗精早泄、腰脚乏力、骨蒸发热、自汗盗汗等症状。骨髓是血细胞生成的主要基地，血少与骨髓机能不全有密切联系，故歌诀中"濡为亡血阴虚病，髓海丹田暗已亏""血山崩倒湿侵脾""尺伤精血虚寒甚，温补真阴可起病"所说的濡主精、伤髓涸和脾虚湿侵是有道理的。

【临床应用】

1. 太阴脾疟，脉濡，寒热，疟来日迟，腹微满，四肢不暖，露姜饮主之。此偏于太阴虚寒，故以甘温补正。其退邪之妙，全在用露，清肃能清邪热，甘润不伤正阴，又得气化之妙谛。

露姜饮方 甘温复甘凉法

人参一钱，生姜一钱。水两杯半，煮成一杯，露一宿，重汤温服。（《吴鞠通医学全书·卷二·湿温》）

按：疟疾当辨寒热虚实。疟来日迟，即多为虚寒证。脉濡、腹微满、四肢不暖，为太阴脾之虚寒证，故宜用甘温补益脾气。又因疟疾见寒热往来，此为营卫不调，故将此温药露一宿后使药性在甘温之中兼有甘凉之性，能平调营卫之气。

2. 一妇苍白，不肥不瘦，年逾五十，病舌尖痛三年，才劳，喉中热痛，或额前一掌痛，早起头晕，饮食无味，胸膈痞闷。医用消导清热之药，不效。汪诊右脉濡散无力而缓，左脉比右颇胜，亦近无力。十五年前，哭子过甚，遂作忧思伤脾，哭泣伤气。从东垣劳倦伤脾之例，用参、芪各钱半，白术、芍药、天麻各一钱，川芎、元参各七分，甘草、枳实各五分，黄柏、陈皮各六分，煎服，愈。（《名医类案·卷二·内伤》）

按：右脉濡散无力而缓，脾气虚弱而散，即为阴火上冲之脉。舌尖痛、喉中痛，均为阴火上冲。额痛、早起头晕、饮食无味，为脾虚气不升清，头晕也与脾虚不能生血有关。胸膈痞闷，为脾虚生湿，阻遏阳气。病因起于忧思过度伤脾，故症候确属劳倦伤脾。治以东垣甘温益气除阴火之法。以人参、黄芪、白术、甘草益气除热，天麻、川芎、芍药和血，陈皮、枳实行气宽中，元参、黄柏滋阴降火，以防阴火伤及肾阴。

3. 商某，女，54岁。3天前在家中院里站立时，突然感到头晕目眩而晕倒在地，但不久即完全清醒，清醒之后仍然感到极度疲乏无力，头晕眼花，记忆力极差，第2天又连续晕倒2次。于是急至某院治疗，经查诊为病态窦房结综合征，并要求其住院，但由于当时医院无床请其转院治疗。然因其比较相信中医，乃邀余以中药试之。察其除上述诸症之外，并见其数日来心悸失眠，烦躁易怒，时见咽喉不利，舌苔白，脉濡弱而迟缓。再询其数年来体格一直较差，近又生气。思之：乃气阴俱虚为本，痰郁气结为标耳。乃拟补气养阴以培本，化痰理气以治标。

处方：黄芪15 g、当归6 g、人参10 g、麦冬10 g、五味子10 g、竹茹10 g、枳实10 g、半夏10 g、陈皮10 g、茯苓10 g、甘草10 g、菖蒲10 g、远志10 g、生地10 g。

服药1个多小时后，精神增加，头晕乏力好转；服药3剂后，头晕乏力、心烦失眠等症均明显好转；又服上药30剂，诸症消失，心电图正常。（朱进忠《中医脉诊大全》）

按：患者头晕眼花而疲乏无力，多为虚证。据脉象濡弱迟缓可知确有虚弱，濡脉多为湿邪，弱脉多为气虚或气血两虚，迟脉既可以是邪阻，也可以是阳气亏虚无力运行气血所致，缓脉一是气虚推动无力，二是湿邪阻滞气血。再结合兼症，素体虚弱，心悸失眠，烦躁易怒，咽喉不利等进行分析，心悸说明有心气虚，烦躁易怒是肝火，因为素体虚弱，故可判断为肝阴虚火旺，而咽喉不利则可考虑为痰气凝结。失眠可由多种病机导致，心气虚可引起，肝阴虚火旺可引起，痰火扰心也可以引起，所以综合考虑本病，应诊断为气阴两虚，痰郁气结而微有化热。处方用十味温胆汤加减。黄芪、人参、麦冬、五味子补心肺之气阴，麦冬、生地滋肝阴而清热，当归补肝之阴血，黄芪伍当归即当归补血汤，益气生血，温胆汤（即竹茹、枳实、半夏、陈皮、茯苓、甘草）清热化痰、理气安神，菖蒲、远志除痰湿而安神定志。方证相合，故疗效显著。

本案辨证关键有两点，一是辨病性之阴阳虚实，二是辨病位之所在脏腑。在鉴别诊断方面需要多加注意。辨病性之阴阳虚实：由素体虚弱及疲乏无力基本确定为气虚证，再结合脉象濡弱无力更能确证无疑。但烦躁易怒之症，临床上极易误辨为肝经实火证，若依兼证可辨出本案中的烦躁易怒为肝阴虚证的表现，但临床上我们也要学会本症的鉴别，即实火之烦躁与阴虚之烦躁的鉴别，若烦躁持续有力，精神健旺者多为实证，若烦躁而虚弱无力，精神萎靡不振者多为虚证。此外，若能细察舌象，也可作为辅助鉴别，如舌红苍老，苔黄燥多为实热，如舌红嫩少苔或无苔多为阴虚。而咽部不适及脉濡缓可知有痰湿。辨病位：通过心悸一症可知病位在心，通过烦躁可知病位在肝，而肝阴虚也会涉及肾阴虚，故病变脏腑实际上兼涉心、肝、肾三脏。如此理解本案的病机即有：心气阴两虚，肝肾阴虚，心肾不交，痰气交阻等诸多因素共存。

二十、弱阴

【提要】

概述弱脉的脉象特点、相类鉴别及其临床意义。

【原文】

弱脉，极软而沉细，按之乃得，举手无有《脉经》。

【时珍原注】

弱乃濡之沉者。《脉诀》言：轻手乃得。黎氏譬如浮沤，皆是濡脉，非弱也。《素问》曰：脉弱以[1]滑，是有胃气。脉弱以涩，是谓久病。病后老弱见之顺[2]，平人少年见之逆[3]。

【注释】

[1]以：而且。

[2]病后老弱见之顺：老弱以及久病之人，多气血虚

弱，见到弱脉则属脉症相应，故为顺。

[3]平人少年见之逆：平人，即正常人。正常人与少年，多为气血充实之人，反见弱脉，则属脉症相反，故为逆。

【译文】

弱脉的脉象为极软而沉细，用力按之才可得，轻取则无。

【原文】

体状诗

弱来无力按之柔，柔细而沉不见浮。

阳陷入阴[1]精血弱，白头[2]犹可少年愁。

【注释】

[1]阳陷入阴：即阳气虚弱。弱脉脉位沉，是因阳气不足以将其托举向上，沉位属阴，故说阳陷入阴。

[2]白头：指老年人。

【译文】

弱脉往来无力，按之柔软无力，柔细之中又兼沉。为阳陷入阴，精血虚弱。若老年人见弱脉，则属脉症相应，当无大碍，而青少年见到弱脉则为脉症相反，非吉象。

【原文】

相类诗

见濡脉。

主病诗

弱脉阴虚阳气衰，恶寒发热骨筋痿[1]。

多惊多汗精神减，益气调营急早医。

寸弱阳虚病可知，关为胃弱与脾衰。

欲求阳陷阴虚病，须把神门两部推。

【时珍原注】

弱主气虚之病。仲景曰：阳陷入阴，故恶寒发热。又云：弱主筋，沉主骨。阳浮阴弱，血虚筋急。柳氏[2]曰：气虚则脉弱，寸弱阳虚，尺弱阴虚，关弱胃虚。

【注释】

［1］痿：指肢体痿软无力，临床多见下肢痿弱无力，足不能行。

［2］柳氏：指明代医家柳樊邱，著有《痘疹神应心书全集》。

【译文】

弱脉多主阴血不足，阳气虚弱，常见恶寒发热，骨筋痿弱，多惊多汗，精神疲乏。此时应急以益气调营之法救治。寸脉弱多为阳虚，关脉弱多为脾胃虚弱。若要诊断为阳陷阴虚之证，则须在神门两部仔细推寻有无弱脉（即在两尺脉诊察）。

【名家论述】

1.《脉经》曰：弱脉极软而沉细，按之乃得，举手无有。何其彰明详尽也。伪诀谓"轻手而得"，明与叔和相戾，且是濡脉之形，而非弱脉之象。因知伪诀误以濡脉为弱，弱脉为濡，其鲁莽特甚。即黎氏浮沤之譬，亦蹈高阳之弊，不可不详加考据也。（《脉诀汇辨·四言脉诀·二十八脉》）

2.体象：弱脉细小，见于沉分。举之则无，按之乃得。主病：弱为阳陷，真气衰弱。左寸心虚，惊悸健忘；右寸肺虚，自汗短气。左关木枯，必苦挛急；右关土寒，水谷之疴。左尺弱形，涸流可征；右尺若见，阳陷可验。按：弱之为义，沉而细小之候也。叔和《脉经》云：弱脉极软而沉细，按之乃得，举手无有。何其彰明详尽也。伪诀乃借叔和之名以欺世者，而反以弱脉为轻手乃得，是明与叔和相戾，且是濡脉之形，而非弱脉之象矣。因知高阳生误以濡脉为弱，弱脉为濡，不意欲立言之人，而不加考据乃尔耶！即黎氏浮沤之喻，亦误以濡脉为弱脉矣。夫浮以候阳，阳主气分。浮取之而如无，则阳气衰微，确然可据。……愚谓弱堪重按，阴犹未绝；若兼涩象，则气血交败，生理灭绝矣。仲景云：阳陷入阴，当恶寒发热。久病及衰年见之，犹可维援；新病及少壮得之，必死安待？（《诊家正眼·弱脉》）

【脉法阐微】

弱脉脉象有极软而沉细的描述，应与微脉相鉴别。微脉是指极细极软，按之欲绝，而弱脉只强调极软，不强调极沉细，这是二者主要的区别。其次，从临床实际情况来看，微脉的力度较弱脉更弱。

弱脉兼有无力脉与细脉两个特点。因脉软而无力，故多主阳气虚弱；因脉细，故多主阴血亏虚。因此弱脉可见于阴血不足与阳气虚弱两种病机。

【现代研究】

弱脉并不完全具有病理作用，尤以广义的弱脉更是如此。在生理情况下也常有出现。如《素问·玉机真脏论》说"脉弱以滑是有胃气"即是证明。病理弱脉的成因主要是血液亏损（质的降低或是量的不足）和心肌收缩无力，每搏输出量不足（心肌炎、心肌梗死，以及因营养不良所致的心肌水肿和变性等）和血压降低。古人说，弱主阴虚阳衰之病，阴虚就是血不足（《金匮》"弱为血不足"），阳衰就是气不充。由于血不足所以就会发热（西医称为贫血热，中医称为血虚身热），气不充所以就会恶寒。至于弱脉主易出汗，心神不宁，筋骨易于抽搐和骨骼缺乏撑持力等，都是血少气衰，全身衰弱的相应表现。

【临床应用】

1. 张，六十七岁。甲申年正月十六日，本有肝郁，又受不正之时令浊气，故舌黑苔，口苦，胸痛，头痛，脉不甚数，不渴者，年老体虚，不能及时传化邪气也。法宜辛凉芳香。连翘三钱，桔梗三钱，豆豉三钱，荆芥二钱，薄荷钱半，生甘草一钱，郁金二钱，元参三钱，银花三钱，藿梗三钱，共为粗末，芦根汤煎。十七日，老年肝郁挟温，昨用辛凉芳香，今日舌苔少化，身有微汗，右脉始大，邪气甫出，但六脉沉取极弱，下虚，阴不足也。议辛凉药中加护阴法。桔梗三钱，麦冬三钱，元参五钱，甘草钱半，豆豉二钱，细生地三钱，连翘二钱，银花三钱，芦根三钱。今日一帖，明日一帖，每帖煮二杯。十八日，老年阴亏，邪退十分之七，即与填阴。耳聋，脉芤，可知其阴之所存无几。与复脉法。炙草三钱，白芍六钱，阿胶三钱，麦冬八钱，麻仁三钱，大生地八钱。十九日，较昨日热退大半，但脉仍大，即于前方内加鳖甲六钱，以搜余邪。二十日，脉静，便溏，再于前方内加牡蛎八钱收阴，甘草三钱守中。风温者，震方司令而化温也。温邪化热，先伤乎肺，继而变证甚繁，总之手三阴见症为多，治法宜辛凉，不宜辛温，宜甘润，不宜苦降。盖辛温烁肺，苦降伤胃。今观先生之治，则有辛凉解肌，甘寒退热，芳香利窍，甘苦化阴，时时轻扬，存阴退热诸法，种种有条，方全法备，则先生不亦神圣工巧之手乎！（《吴鞠通医案·卷一·瘟疫》）

按：年老体弱之人患外感头痛，加之六脉沉取极弱，应考虑为体虚外感。现苔黑、口苦，可知为外感风温证。胸痛，与素体肝郁有关，为气血郁于内所致。郁热在内，外感风温，当用辛凉透表药加滋阴药，初以祛邪为表，兼顾阴虚。待汗出脉浮，表邪外透而热减，头痛症除，即慢慢转为滋阴为主，辛凉利窍为辅。待热减大半后，再专以滋阴扶正。

2. 浙商朱鹤子，年九岁，忽患手足抽掣动摇，弄舌吐沫，面白唇青（不发热作阳虚）。诸医或作风治、惊治、火治、痰治，杂进珠犀金石、牛黄、琥珀、蜈蚣、全蝎等药，几殆。予诊视，右手三部，沉弱无力，左手滑大（论脉则虚痰）。此脾虚生风之症，理宜大补，用归脾汤，加桂附一匕，搐定，减去桂附，大剂参、芪，六服痊愈。（《名医类案·卷一·虚风》）

按：右脉沉弱无力为脾肾气虚，左脉滑大为痰浊引动肝风。脉症合参，面白唇青即为阳虚，前以寒凉祛邪药治之无效也能说明这一点。手足抽搐、弄舌吐沫均为痰浊上扰引动肝风。本案关于肝风内动的病机，应有虚实两端，一为脾虚生风，即土虚木乘，脾虚而不能升清荣养肢体而出现肝筋拘挛而生风，二为脾虚生痰，痰浊阻滞筋脉也会出现痉挛，故本案宜补虚泻实。因痰浊也属脾虚所致，故仍以双补脾肾为主。方以归脾汤加桂附温补脾肾阳气，兼益其精血，且安神定志，平息肝风。后以大剂参芪加强健脾息风之力。

3. 一人年三十，初得病，微汗，脉弱恶风，医以麻黄药与之，汗遂不止，发热，心多惊悸，夜不得眠，谵语不识人，筋惕肉𥆧，振振动摇，医又进镇心药。许曰：强汗之过也。仲景云：脉微弱，汗出恶风，不可服青龙汤，服之，则筋惕肉𥆧，此为逆也，惟真武汤可救。遂进三服，继以清心

丸、竹叶汤，数日遂愈。（《名医类案·卷一·伤寒》）

按：微汗，恶风，脉弱者，此为营卫俱虚，风邪外犯，不宜用大发汗之麻黄剂，只宜用调和营卫而微有补中的桂枝汤治之。现误治后，出现大汗伤阳，心肾阳虚，故宜用真武汤救逆。因余邪未尽，故在阳气恢复后，再用清心丸及竹叶汤清解余热。

二十一、散阴

【提要】

概述散脉的脉象特点、相类鉴别及其临床意义。

【原文】

散脉，大而散。有表无里《脉经》，涣漫不收崔氏，无统纪，无拘束，至数不齐，或来多去少，或去多来少。涣散不收，如杨花散漫之象柳氏。

【时珍原注】

戴同父曰：心脉浮大而散，肺脉短涩而散，平脉也。心脉软散，怔忡[1]；肺脉软散，汗出；肝脉软散，溢饮[2]；脾脉软散，胕肿[3]，病脉也；肾脉软散，诸病脉代散，死脉也。《难经》曰：散脉独见则危。柳氏曰：散为气血俱虚，根本脱离之脉，产妇得之生，孕妇得之堕。

【注释】

[1]怔忡：心慌心跳明显，严重者跳动感上至心胸下至

脐腹。

［2］溢饮：出自《金匮要略·痰饮咳嗽胸满脉症并治》，为四饮之一，指水饮溢于肌肤。

［3］胻肿：胻（héng），小腿。

【译文】

散脉的脉象为大而散。《脉经》言其有表无里，意思是说轻取即有，重按则无；崔氏讲散脉脉象为涣散不收；柳氏说散脉脉跳不规则，不整齐，节律不齐，有时来多去少，有时去多来少，具有涣散不收之象，如空中漂浮的杨花般散漫不定。

【原文】

体状诗

散似杨花散漫飞，去来无定[1]至难齐[2]。

产为生兆胎为堕，久病逢之不必医。

【注释】

［1］去来无定：是指脉之起伏无定。

［2］至难齐：是指脉律不齐。

【译文】

散脉的脉象，如杨花散漫地飘浮在空中一般，其来去无定，或快或慢，或急或缓，节律不齐。若足月生产之前的妇人见此脉，则为将要分娩的征兆，而未足月的孕妇见散脉，多为堕胎的征象。若久病之人，本已气血虚弱，突然见到散脉，说明脏腑之气衰弱，元气欲离散，此为危象。

【原文】

相类诗

散脉无拘散漫然，濡来浮细水中绵。

浮而迟大为虚脉，芤脉中空有两边。

【译文】

散脉为脉跳无规则，浮而散大，散漫无根。濡脉为浮而细软，如浮在水中的棉絮一样。虚脉为浮而迟大无力的脉象。芤脉为浮而中空，两边充实的脉象。

【原文】

主病诗

左寸怔忡右寸汗，溢饮左关应软散。

右关软散胕跗肿[1]，散居两尺魂应断。

【注释】

［1］胕跗肿：跗（fū），脚。即腿脚肿。

【译文】

左寸见到散脉，多为心悸怔忡。右寸见到散脉多为汗证。左关见到散脉多为溢饮。右关见到散脉，多为腿脚肿胀，两尺若见散脉，多为元气离散，生命垂危。

【名家论述】

散有二义，自有渐无之象，亦散乱不整之象也。当浮候之，俨然大而成其为脉也；及中候之，顿觉无力而减其十之七八矣；至沉候之，杳然不可得而见矣。渐重渐无，渐轻渐有。明乎此八字，而散字之义得，散脉之形确著矣。故叔和云：散脉大而散，有表无里。字字斟酌，毫不苟且者也。崔氏云涣漫不收。盖涣漫即浮大之义，而不收即无根之义。虽得其大意，而未能言之凿凿也。柳氏云：无统纪，无拘束，至数不齐，或来多去少，或去多来少，涣散不收，如杨花散漫之象。夫杨花散漫，即轻飘而无根之说也。其言至数不齐，多少不一，则散乱而不整齐严肃之象也。此又补叔和未备之旨，深得散脉之神者也。戴同父云：心脉浮大而散，肺脉短涩而散，皆平脉也。心脉软散为怔忡，肺脉软散为汗出，肝脉软散为溢饮，脾脉软散为胕肿，皆病脉也。肾脉软散，诸病脉见散，皆死脉也。古人以代散为必死者，盖散为肾败之征，代为脾绝之候也。肾脉本沉，而散脉按之不可得见，是先天资始之根本绝也。脾脉主信，而代脉歇至不愆其期，是后天资生之根本绝也。故二脉独见，均为危殆之候，而二脉交见，尤为必死之符。（《诊家正眼·散脉》）

【脉法阐微】

散脉多为元气离散之兆，故散脉的特征为浮散无根，轻触之即散，重按之即无。

【现代研究】

散脉是一种严重的心机能衰弱与心律不齐，在心律失常症中的心房性纤维颤动或扑动时所产生的颤动性心律不齐，以及阵发性心动过速等不规则的房室传导阻滞，心室充盈不良的脉搏短绌，以及心肌劳损因而收缩力时强时弱等，都与这种脉象有关。当心房纤颤时，桡动脉的脉波在其强弱和大小上，可无任何相同的规律性，足可证明这就是散脉的病理基础。与散脉相适应的症状，如心悸怔忡、头晕目眩、呼吸短促和气虚易出汗等，都是由血液循环机能低落所产生的虚脱与休克的先兆。体状诗说"产为生兆胎为堕，久病逢之不必医"，如果在孕期出现散乱脉，则心脏的负荷更不能适应妊娠时额外的需要，母体的健康既不能确保，胎儿的生命就更为不可虞。久病而见散脉则无疑是一种凶候。

【临床应用】

1. 王氏，郁冒，自汗出，大便难，产后三大症俱备。因血虚极而身热发厥，六脉散大。俗云产后惊风，不知皆内症也。断断不可误认外感症。议翕摄真阴法。大生地六钱，麦冬（不去心）三钱，白芍二钱（炒），生龟板五钱，阿胶三钱，五味子（制）一钱，生牡蛎三钱，鲍鱼三钱，炙甘草一钱，鸡子黄二枚（去渣后搅入，上火二三沸），海参二条，煮三杯，分三次服。又，夜间汗多，加龙骨三钱。又，产后郁冒，自汗出，六日不大便，血少而淡。一以增津补液为主。元参五钱，大生地六钱，洋参一钱，麻仁五钱，炒白芍三钱，鲍鱼四钱，麦冬（不去心）四钱，生龟板三钱，海参三条，阿胶三钱，五味子一钱五分，炙甘草一钱五分，白蜜一酒杯（得大便去此）。煮三大杯，分三次服。见大便，

去元参。又，于前方内去洋参、甘草。（《吴鞠通医案·卷四·产后》）

按：《金匮要略·妇人产后病》第一条："问曰：新产妇人有三病，一者病痉，二者病郁冒，三者大便难，何谓也？师曰：新产血虚，多汗出，喜中风，故令病痉。亡血复汗，寒多，故令郁冒。亡津液，胃燥，故令大便难。产妇郁冒，其脉微弱，呕不能食，大便反坚，但头汗出……大便坚，呕不能食，小柴胡汤主之。"说明产后郁冒可为阴血内虚有热而外感风寒，此时其脉多微弱或沉弦弱，宜按少阳病小柴胡汤证治之。本案虽亦属产后郁冒，但"断断不可误认为外感症"，盖因其六脉散大，此为阴血虚极而阳气欲脱，出现身热发厥之症，故宜舍外感之法，急宜固敛真阴，以定风珠加减治之。

2. 朱丹溪治一男子，年七十九岁，头目昏眩而重，手足无力，吐痰口口相续。左手脉散大而缓，右手缓而大，大不及于左，重按皆无力，饮食略减而微渴，大便三四日一行。众人皆与风药。朱曰：服此药至春深必死，此皆大虚证，当以补药大剂服之。众愠而去。乃教用人参、黄芪、当归、白芍、白术、陈皮，浓煎作汤，下连柏丸三十粒。如此者服一年半，而精力如少壮时。连柏丸冬加干姜少许，余三时皆依本法，连柏皆姜汁炒，为细末，又以姜汁煮糊为丸。琇按：此证大补而佐以连黄柏，妙不可言矣。盖一眼注定肝肾二经，以连清肝火，柏清肾火者也。既虑其寒，重以姜汁制

之，可谓尽善。然不若竟用地黄、杞子如左归加减，尤为善中之善也。（《续名医类案·卷三·头晕》）

按：脉缓大而散，重按无力，为脾胃气虚而外散。脾胃虚则气血生化无源，且脾之清气不升，故头目昏眩而重。脾主四肢，脾虚则手足无力。大便三四日一行，为脾胃气虚无力推动的表现。脾虚不能运化而生痰浊，故吐痰频频。处方用人参、黄芪、白术、陈皮健脾理气化痰，当归、白芍养血和血。合用连柏丸，是为清肝肾中的阴火。但阴火的本质为脾胃阳虚，故连柏丸中加姜汁佐制其寒，既调补脾胃，又能清除阴火。若用左归丸加减合方，也能清除阴火，并有阴阳互生之妙。

3. 一女子禀厚，患胸腹胀满，自用下药，利十数行，胀满如故。脉皆大，按则散而无力。朱曰：此表症反攻里，当死。赖质厚，时又在室，可救，但寿损矣。以四物汤加参、术、带白陈皮、炙甘草，煎服。至半月后尚未退，自用萝卜种煎浴二度，又虚其表，稍增，事急矣。前方去芍药、地黄，加黄芪、倍白术，大剂浓煎饮之，又以参、术为丸吞之。十日后，如初病时。又食难化而自利，以参、术为君，稍加陈皮为佐，又与肉豆蔻、诃子为臣，山楂为使，粥丸吞之，四五十贴而安。（《名医类案·卷四·肿胀》）

按：腹胀用寒凉药攻下后大伤脾胃之阳气，故脉散大无力。此时仍有腹胀，即为脾虚气滞，虚中夹实，宜治以补气行滞。

4. 朱某，女，70岁。素有喘咳之疾。3个多月来，喘而短气，饮食全废，卧床不起，发热口渴，体温38.9 ℃，医予抗菌素、安乃近、静脉推注葡萄糖治之，突然汗漏不止，寒战高热，口渴烦乱，时或呢喃妄语，时或短暂的神志不清。医察血压5/4 kPa，急予正肾上腺素治之，约1小时许，神志不清不见改善，血压不见回升。审其除上症之外，舌质红而无苔，脉虚大数而呈散意。因思脉虚大数呈散意者，气阴俱脱也。急予益气养阴，敛汗固脱。

处方：人参10 g、麦冬10 g、五味子6 g。

急煎，频频滴入口中，约10分钟，逐渐发现其有吞咽动作。1剂服完，神志完全清醒，血压亦逐渐升至13/11 kPa。（朱进忠《中医脉诊大全》）

按：从患者年高体衰，久病咳喘，饮食全废，卧床不起来看，可知肺、脾、肾气俱虚。现因发热口渴，医予发汗解表的西药，造成汗出不止的虚脱证。此时寒战高热，口渴烦乱，神昏妄语，血压低，舌红无苔，为危急症候，当分清标本虚实而紧急处理。

汗出不止为气脱，血压低多为阳气虚弱，口渴烦乱，舌红无苔多为阴液亏损。寒战高热原因为何？一般来说，寒战为正邪斗争剧烈的关键时刻，说明体内尚有邪气存在，所以口渴烦乱除了阴虚因素以外，应还有邪气因素，因患者得病之初即为发热口渴，说明感受了热邪，此时为正虚邪实相持时。治疗时是否就以扶正祛邪为原则呢？从脉象看我们可以得到答案：脉虚大数而呈散意，参考大汗不止的症状，此为正气虚极而欲离散的表现，即使有邪气也不得攻邪，正气已全然不支，急当补气滋阴，收敛固脱，故以生脉散急救，气阴双补，回阳固脱，后再缓图之。

二十二、细阴

【提要】

概述细脉的脉象特点、相类鉴别及其临床意义。

【原文】

细脉，小于微[1]而常有，细直而软，若丝线之应指《脉经》。

【时珍原注】

《素问》谓之小。王启玄言如莠蓬[2]，状其柔细也。《脉诀》言：往来极微，是微反大于细矣，与《经》相背。

【注释】

[1] 小于微：《脉经》作"小大于微"，即脉管略粗于微脉。

[2] 莠蓬：莠（yǒu），一年生草本植物，穗有毛，很像谷子，亦称"狗尾草"。蓬（péng），多年生草本植物，花白色，中心黄色，叶似柳叶，子实有毛。均用来形容细脉的体状较柔细。

【译文】

细脉较微脉稍大，不像微脉那样若有若无，而是清晰可见。细脉细直而柔软无力，如同丝线般虽细而应指明显。

【原文】

体状诗

细来累累[1]细如丝，应指沉沉无绝期[2]。

春夏少年俱不利[3]，秋冬老弱却相宜。

【注释】

[1]累累：连续不断。

[2]应指沉沉无绝期：沉沉，形容细脉形体较细。无绝期，指细脉虽细而连绵不绝。

[3]俱不利：均属脉症相反。

【译文】

细脉的脉象虽细如丝线，但连绵不绝。指下虽细但应指明显无有终绝。春夏季阳气外趋，应见脉浮而大，少年之人气血旺盛也应见粗脉，若二者反见细脉则属不吉之象；秋冬季寒气收敛，阳气内潜，脉应偏沉而细，老弱之人，气血虚弱，也应偏沉细，此二者均为脉症相应。

【原文】

相类诗

见微、濡。

主病诗

细脉萦萦[1]血气衰，诸虚劳损七情乖。

若非湿气侵腰肾，即是伤精汗泄来。

寸细应知呕吐频，入关腹胀胃虚形。

尺逢定是丹田冷，泻痢遗精号脱阴[2]。

【时珍原注】

《脉经》曰：细为血少气衰。有此证则顺，否则逆，故吐衄得沉细者生。忧劳过度者，脉亦细。

【注释】

［1］萦萦：萦（yíng），细丝的样子。

［2］脱阴：亡阴。即阴精亡失。

【译文】

细脉纤细如丝，又如丝般缠绕绵延不绝，主病为气血虚衰，诸虚劳损，以及七情不和。细脉既可见于湿邪内侵腰肾，也可见于精气内伤，阳气不得收敛之汗液外泄症。寸脉细可见呕吐频频，关脉细可见脾胃虚弱之腹胀，尺脉细可见丹田元气虚之虚寒证，或见慢性泄痢、遗精频频等脱阴证。

【名家论述】

1. 体象：细直而软，累累萦萦，状如丝线，较显于微。小也，细也，状如丝也。比之于微，指下犹尚易见，未至于举按模糊也。主病：细主气衰，诸虚劳损。左寸细者，怔忡不寐。细在左关，肝血枯竭。左尺得细，泄痢遗精。右寸细者，呕吐气怯。细在右关，胃虚胀满。右尺得细，下元冷惫。细脉、微脉俱为阳气衰残之候。夫气主煦之，非行温补，何以复其散失之元乎？……丝之质最柔，丝之形最细，故以形容细脉。（《脉诀汇辨·四言脉诀·二十八脉》）

2. 细脉之诊，按之则萦萦如蜘蛛之丝而欲绝，举之如无而似有，细而微。其主亡阳，衰也。疮肿之病，脉来细而沉，时直者，里虚而欲变证也。（《外科精义·论脉症名状二十六种》）

【脉法阐微】

细脉强调脉形之细，但与微脉相较，仍较微脉稍粗。细脉与微脉最大的不同在于，其脉形明显，按之绵绵不绝。细脉突出脉形细小，故多强调脉内容物中的阴血虚少，若兼阳气虚损，则细而无力。

【现代研究】

细而无力的脉象多因心脏舒缩功能减弱，血容量不足，不足以充盈脉道，或外周阻力增加，有效循环容量减少，血流速度缓慢而致脉细如线；细而有力的脉象常因体内某些缩血管物质存在，使血管处于收缩状态而显脉细如线，多呈细弦。细脉的收缩压与舒张压的差别极微，心脏的排血功能已降至最低限度，表示血管有普遍之瘪缩。细脉常和数脉兼见，尤其是在心动过速、心每搏输出量减少的情况下更是如此，脉搏细数是循环衰竭的一种指征，因为在回心血量减少或心动过速时，心脏的排血量自然地减少，于是增加收缩频率来维持和代偿机体的需要，以致心肌疲劳，心肌就更易陷于衰竭。

细脉的出现与下列诸种情况有关，即心力衰竭、心排出量减少，如心肌炎及各种心脏疾患的代偿失调期；血管机能不全，如静脉扩张、血液的分布有改变和回心血量不足时；动脉内腔狭窄或闭塞，如主动脉狭窄可在下肢出现细脉，肱动脉脉闭塞可在上肢出现细脉；高度瓣膜障碍如高度二尖瓣或三尖瓣狭窄，于风湿性心脏病二尖瓣狭窄或左心房有大块血栓形成时，能因二尖瓣阻塞而脉细如丝，甚至可发生昏厥，周围脉搏消失和对称性的四肢末端缺血或坏死；过度寒冷及强烈精神刺激的抑制作用，超过生理的极限时；如虚脱与休克的各种情况下；各种心动过速心室充盈不足时，也可出现丝状的细脉。

张崇等观察了细脉的血流动力学变化规律，发现细脉有效循环血容量显著减少，心脏喷血阻抗增加，每搏心排出量明显减少。在循环功能方面，细脉组与正常对照组比较，细脉组显示血流速度减慢，血流半更新率减少，血流半更新时间延长，血流平均滞留时间延长。由于心排出量减少，微循环不良，血流迟滞，组织血液灌流状况不佳，氧化和组织代谢不足。此外，细脉组的动脉血管弹性系数比正常对照组明显减少，以上两方面的代偿机制都是由交感神经的兴奋性提高所致，故脉细弦数常见头晕目眩、心悸怔忡、气短失眠、易倦易怒等气阴不足、心肝阳亢的症状。这些症状可能与组织血液灌注不足，特别是脑血流灌注不足，大脑皮质功能降低，内抑制等功能降低，以及心脏血管代偿反应有关。当机体的自身适应性调节失代偿时，能量代谢、组织代谢随血液灌注不足而降低，出现脉象沉细无力，伴倦怠乏力、动则气短、心悸畏寒、面色㿠白等一系列气虚阳虚症状。

【临床应用】

1. 洪氏，六十八岁。孀居三十余年，体厚，忧郁太多，肝经郁勃久矣。又因暴怒重忧，致成厥阴、太阴两经膹胀并发，水不得行，肿从跗起。先与腰以下肿，当利小便例之五苓散法。但阴气太重，六脉沉细如丝，断非轻剂所能了。桂枝五钱，茯苓皮六钱，肉桂四钱，猪苓五钱，生苍术五钱，广皮五钱，泽泻五钱，老厚朴四钱，煮三杯，分三次服。

前方服三五帖不效，亦无坏处，小便总不见长，肉桂加至二三两，桂枝加至四五两，他药称是，每剂近一斤之多，作五六碗，服五七帖后，六脉丝毫不起，肿不消，便亦不长。所以然之故，肉桂不佳，阴气太重，忧郁多年，暴怒伤肝，必有陈菀。仍用原方，加鸡矢醴熬净烟六钱，又加附子八钱，服之小便稍通。一连七帖，肿渐消，饮食渐进，形色渐喜。于是渐减前方分量，服至十四帖，肿胀全消。后以补脾阳、疏肝郁收功。（《吴鞠通医学全书·卷二·肿胀》）

按：六脉沉细，腰以下肿，当为脾肾阳虚。病因肝经郁滞过久而伤及脾阳，阳虚不化，故先宜予温阳利水，再予疏肝健脾。初诊用五苓散温阳利水，但效不佳，后以五苓散加附子疗效方显，提示初诊即应从脾肾着手，四诊合参，似用真武汤合五苓散更好。

2. 一妇人发热头痛，医与九味羌活汤、十神汤不效。加口渴，舌黑如煤。又医与如神白虎汤、竹叶石膏汤，亦不效，加泄泻不止。人事昏沉，四肢厥冷，呼吸气微，米粒不进者十四日，俱含敛矣。孙诊之，脉细如蛛丝，曰：此疫证也。合生脉、理中二汤饮之，连进二帖，夜半神气稍苏，饮粥汤半盏。次早六脉渐见，喜曰：脉绝微续者生，可无虞矣。仍与前药，至晚泻止，口不渴，舌煤退，精神爽，再用人参、白术各五钱，炮姜、炙草各二钱，麦冬二钱，五味十五粒（仍是理中、生脉），不拘时服，数日痊愈（此即坏症也。前医凉散过当，故以温补奏功）。（《续名医类案·卷五·疫》）

按：脉细如丝，昏迷肢冷，呼吸气微，饮食不进，即为心肾阳气衰微，急当以温阳救逆，因有口渴泄泻，故兼有阴虚，此为气阴两虚。治以理中汤、生脉散二方合用。本案提示外感兼内伤（或外感误治造成表里同病）时，应视其轻重缓急，若里虚重者宜温里，里之阳气回复则表自解。

3. 丁程川之宠，患疫而死。半月后，丁自病，头痛身热，口渴烦躁。或与小柴胡汤，忽夜梦与亡宠交接，惊觉而精已泄，汗出如雨，不能转侧，神昏谵语，亟招陆诊之。其脉微细如丝，面色如泥，四肢厥冷，幸未过肘膝，而阳事尚自翘然。令剪其亡宠旧裤裆烧灰，以附子理中汤调灌之。两剂神清，阳亦收敛。后以人参、麦冬、五味、白芍、黄连、

枣仁、知母、黄柏，调理而安（文田案：此柴胡扰动肝邪，故摇撼肾精以至不守）。（《续名医类案·卷五·疫》）

按：头痛身热，口渴烦躁，以阳明证为主，宜清泻阳明经热。误用小柴胡发汗更伤其津，津气大伤，燥热更甚，内热扰动精室则梦遗，阳气不能收敛则大汗如雨，阳虚则肢冷。脉微细如丝，则为阳虚之重症，故以附子理中汤温补脾肾之阳。阳回后再予气阴双补兼去相火之法调治。

4. 孙文垣治程氏子，年十五，夏月患痢，医治弥月。痢止而筋骨肿痛，痛处发热，昼轻夜重，肌肉消，饮食减。有作白虎历节风治者，有作鹤膝鼓槌风治者，痛甚。诊之，脉皆细涩，曰：此痢后风也。盖由治痢不善，以致寒湿秽瘀，凝滞经络，日久血气为痛所伤，此症虚虚实实极难认，处方亦不易，欲补虚则肿愈剧，欲疏通则痛愈甚，唯《局方》大防风汤可用。防风、熟地、黄芪、人参、白芍、当归、杜仲各一钱，白术一钱五分，羌活、牛膝、甘草、茴香各五分，川芎七分，加姜三片，服三十贴而安。（《续名医类案·卷八·痢后风》）

按：本病为痢后风，即痢疾久泄伤及气血，加之过用寒凉，而致寒湿凝滞经络，血气不通则痛。现脉见细涩，细为气血亏虚，涩为寒湿凝滞而气血不通，故应以补益气血为主，兼行气活血，发散寒湿。大防风汤为扶正祛邪之方，久服方效，故此病宜缓图之。

5. 脉细小如无，素多郁怒，经来即病。冬患胃痛，随有咯血不止，寒战面赤，惊惕头摇，显是肝阳变风，络血沸起，四肢逆冷，真气衰微，《内经》有"肝病暴变"之文，势岂轻渺？议用景岳镇阴煎法，制其阳逆，仍是就下之义。熟地炭、牛膝炭、肉桂、茯神、生白芍、童便。（《清代名医医案精华·叶天士医案·吐血》）

按：脉弦细微弱，弦为肝阳上亢化风之象，细为阴血亏虚，小而微弱为阳气虚。咯血不止，与阳亢热迫有关。面赤为阴精亏虚而虚阳上浮。四肢逆冷为阳气衰微。此时宜以下制上，即用熟地、肉桂温补肾精和阳气，并用牛膝引亢上之阳走下，佐以生白芍、童便滋阴柔肝缓急、敛阳息风，茯神养心安神，合白芍息风定惊。

二十三、伏阴

【提要】

概述伏脉的脉象特点、相类鉴别及其临床意义。

【原文】

伏脉，重按著骨，指下裁[1]动《脉经》。脉行筋下《刊误》。

【时珍原注】

《脉诀》言：寻之似有，定息全无，殊为舛谬[2]。

【注释】

[1]裁：古同"才"，仅，方。

[2]舛谬：错误。

【译文】

伏脉的脉象，需要用力重按至骨，才能感觉到脉搏跳动。伏脉的脉搏行于筋膜之下。

【原文】

体状诗

伏脉推筋著骨寻，指间裁动隐然深[1]。

伤寒欲汗阳将解，厥逆[2]脐疼证属阴。

【注释】

[1]隐然深：隐藏很深的样子。

[2]厥逆：四肢冰冷。

【译文】

伏脉诊察时，需要用力按压，推动筋肉并用指力着于骨头之上才能感受到，它的脉位隐藏得很深。伤寒见之，为阳气将疏通，欲汗出而解的征兆。若四肢厥冷，脐腹疼痛，此为阴寒凝滞之阴证。

【原文】

相类诗

见沉脉。

主病诗

伏为霍乱吐频频，腹痛多缘宿食停。

蓄饮老痰成积聚，散寒温里莫因循[1]。

食郁胸中双寸伏，欲吐不吐常兀兀[2]。

当关腹痛困沉沉，关后疝疼还破腹[3]。

【时珍原注】

伤寒，一手脉伏曰单伏，两手脉伏曰双伏，不可以阳证见阴为诊。乃火邪内郁，不得发越，阳极似阴，故脉伏，必有大汗而解。正如久旱将雨，六合阴晦，雨后庶物皆苏之义。又有夹阴伤寒，先有伏阴在内，外复感寒，阴盛阳衰，四肢厥逆，六脉沉伏，须投姜附及灸关元，脉乃复出也。若太溪、冲阳皆无脉者，必死。《脉诀》言：徐徐发汗。洁古以麻黄附子细辛汤主之，皆非也。刘元宾曰：伏脉不可发汗。

【注释】

[1] 莫因循：因循，沿袭老办法做事。"莫因循"是指不要只拘泥于一种办法治疗。

[2] 兀兀：昏昏沉沉的样子。

[3] 破腹：形容腹疼如破的程度。

【译文】

伏脉主霍乱，其症见呕吐频作。也主腹痛，常因宿食内停引起。伏脉还主水饮停蓄，顽痰蕴结，日久可成积聚病。此时治疗不宜局限于散寒温里一法，而应根据具体病因病机而定，如有水饮则温化水饮，有顽痰结块则化痰散结。双寸见伏脉，多主食郁胸膈内，此时多有欲吐不吐、头脑昏沉的症状。关脉见伏，多为腹痛身体困重。若关后的尺脉见伏，则多为疝痛，可见腹痛剧烈难忍。

【名家论述】

1.《伤寒论》中以一手脉伏为单伏，两手脉伏曰双伏，不可以阳证见阴脉为例也。火邪内郁，不得发越，乃阳极似阴。故脉伏者，必有大汗而解，正如久旱将雨，必先六合阴晦一回，雨后庶物咸苏也。又有阴证伤寒，先有伏阴在内，而外复感冒寒邪，阴气壮盛，阳气衰微，四肢厥逆，六脉沉伏，须投姜、附及灸关元，阳乃复回，脉乃复出也。若太溪、冲阳皆无脉者，则必死无疑。刘玄宾云：伏脉不可发汗。为其非表脉也，亦为其将自有汗也。乃伪诀云：徐徐发汗。而洁古欲以附子细辛麻黄汤发之，皆非伏脉所宜也。（《脉诀汇辨·四言脉诀·二十八脉》）

2. 伏之为义，隐伏而不见之谓也。浮、中二候，绝无影响，虽至沉候，亦不可见，必推筋至骨，方始得见耳。故其主病，多在沉阴之分，隐深之处，非轻浅之剂所得破其藩垣也。（《诊家正眼·伏脉》）

【脉法阐微】

伏脉的取脉法较为特殊，若按常规取脉，很可能脉伏而不见，误认为是无脉症。故而在由轻到重甚至按至骨上均无脉时，应采取推筋着骨的方法来详察是否属于伏脉。推筋着骨的指法，有按压至骨的动作，也有横向左右推拨的动作，因为此脉也可能为筋膜所阻，故用左右分拨的方法以排除干扰。

【现代研究】

伏脉乃是急性循环衰竭的一种表现，有阴阳单双之别。一手脉伏曰单伏，两手脉伏曰双伏。凡是邪气遏制正气，正气不得通行而脉伏者为阳伏，这意味着机体的机能并未衰竭，但因病理的抑制作用太强，超过了生理极限。夹阴伤寒，先有伏阴在内，人感寒邪，因而阴盛阳衰，四肢厥逆者为阴伏，这是机体的机能本已衰竭，又复遭受病理作用强烈的抑制所致。

脉伏主寒、主痛、主水、主霍乱、主癥瘕、主饮食不消等病症，及将汗之时亦能出现伏脉，可由下述条件和因素引起。

（1）寒冷时的脉伏，可能是由于中枢循环和周围循环同时遭受强烈的刺激，循环机能紊乱，血液分布状况有显著的差别所致。身体表面的小血管在寒冷作用下显著收缩，血流减慢出现苍白或青紫，心脏的窦房结亦因寒冷的作用而兴奋性降低和排血量不足。在此双重情况下，血液可能在腹腔中及周身静脉系统中潴积，动脉系统中血量不足，因而出现伏脉。

（2）剧痛时的脉伏，当是循环中枢特别是血管运动中枢发生急性机能不全、血管扩张、血压降低、回心血量减少、心排出量减少所致。这和休克时的脉搏改变，当有相同的情形。

（3）脉伏主水，当是全身水肿，皮下组织被液体所充盈，因而身体的浅表动脉就不能如正常情况易于显露。同时也与循环血容量因体液之增加而加大，心负荷增加，因而机能不全有关。

（4）霍乱与剧烈吐泻时的脉伏，一方面乃是因体液损失过多，血量减少，滞性增加所造成的循环机能衰竭；另一方面也可能与心血管系统内的压力感受器生理性的反射发生改变有关。

（5）疝瘕时的脉伏，与形成牢脉的机制当有其相同之处，也可能是因脏器的痉挛，因而反射地使循环机能遭受强烈的抑制。

（6）脉伏可能与饮食不消相应，一方面是循环机能衰竭，火不生土，胃肠功能降低，因而食入不消。再则也可因胃肠内容积滞，刺激迷走神经末梢，使血管紧张度及心脏收缩力减弱所造成的。

在伤寒将要出汗的时候，也能出现伏脉，李延昰曰："按在《伤寒症》中以一手脉伏为单伏，两手脉伏为双伏，不可以阳症见阴脉为例，乃火邪内郁不得发越，阳极似阴之故，必有大汗而解。正如久旱将雨，必先六合阴晦，雨后而庶物咸苏也。"李时珍伏脉诗也说："伤寒欲汗阳将解。"《伤寒秘要》（高邮辛氏家传本）云："一手之脉倏然无，病名单伏神模糊，两手全无名双伏，此为欲汗人将苏。将汗之时伏固宜，热郁于中亦有之，须诊趺阳兼按腹，阴阳寒热始无疑。"患者一手之脉如果骤然隐伏不见。可能会出现神志模糊，这并非常见，至于将汗之时能出现六脉皆伏，是可以用强烈的抑制刚被解脱，兴奋机能刚开始恢复，血运尚未通畅来作出解释的。在寒邪外感，如果没有其他严重症状同时存在，在恶寒剧烈，汗腺闭塞，经脉收缩，肌肉紧张之初，桡动脉可能会呈现细小而沉伏的脉象，由于体温得不到发散，寒极生热，结果一身汗出病得解除。也就是阴极则阳复的病理机转。

由于伏脉大多是邪气搏结正气，机体的机能处于一种强烈的抑制状态下而产生的。给药后如果各种机能渐趋恢复，血行渐旺，因抑制被解脱而脉搏渐出，病势自将向愈；如给药后脉搏骤然浮露太过者，则又非佳兆。

【临床应用】

1. 顷年乡人李信道得疾，六脉沉不见，深按至骨则沉紧有力，头疼身温烦躁，指末皆冷，中满恶心。更两医矣，医者不识，只供调气药。予因诊视曰：此阴中伏阳也。仲景法中无此症，世人患此者多，若用热药以助之，则为阴邪隔绝，不能导引真阳，反生客热，用冷药则所伏真火愈见销铄，非其治也。须用破散阴气，导达真火之药，使火升水降，然后得汗而解。予授此药二百粒作一服（编者注：破阴丹，组成为硫黄、水银各一两，陈皮、青皮各半两，先将硫黄先入铫子内熔开，次下水银，用铁杖子打匀，令无星，倾入黑茶盏内，细研，入二味，用面糊丸，如桐子大，每服三十丸。如烦躁，冷盐汤下。阴症，艾汤下），冷盐汤下。不半时烦躁狂热，手足躁扰，其家大惊。予曰：此俗所谓换阳也，无恐，须臾稍定，略睡已得汗，自昏达旦方止，身凉而病除。（《普济本事方·卷第八》）

按：伏脉，可见于阴邪阻遏阳气。此时脉兼沉紧有力，为实寒证。但阴阳剧争，出现头痛、身热、烦躁和恶心中满等症，此时宜用燥热药破阴散寒，疏通阳气。服药后烦躁狂热，为阴阳斗争之势，药后得汗，为阴阳调和之象。

2. 一人年三十，六月因劳取凉，梦遗，遂觉恶寒，连日惨惨而不爽，三日后头痛躁闷。家人诊之，惊曰脉绝矣。议作阴症，欲进附子汤。未决，邀予往治。曰：阴症无头痛。今病如是，恐风暑乘虚入于阴分，故脉伏耳，非脉绝也。若进附子汤，是以火济火，安能复生？姑待以观其变，然后议药。次日，未末申初果病。寒少热多，头痛燥渴，痞闷呕食，自汗，大便或泻或结，脉皆濡小而驶，脾部兼弦。此非寻常驱疟燥烈劫剂所能治。遂用清暑益气汤减苍术、升麻，加柴胡、知母、厚朴、川芎，以人参加作二钱，黄芪钱半，白术、当归各一钱，煎服二十余帖而愈。（《汪石山医学全书·卷之上·疟》）

按：本案之脉绝，即为伏脉。"脉伏耳，非脉绝也"，即医者临证时当细辨。伏脉重按时推筋按骨始得。此为阴暑证，即暑热为寒凉所遏，不得诊为少阴阳虚证，若误用则以火济火。因暑热伤津耗气，故用清暑益气汤加减治之，此方益气滋阴，兼除暑湿之邪。因其脉濡小而数，脾脉兼弦，提示脾脏湿滞气机不畅，故加柴胡、知母、厚朴、川芎以宣通气机。

3. 吕沧洲治一人，病伤寒十余日，身热而人静，两手脉尽伏（似阴症）。俚医以为死也，弗与药。吕诊之，三部举按皆无，其舌苔滑，而两颧赤如火（似戴阳），语言不乱。（辨此症全在十余日，若是阴症，过七日焉能语言不乱耶？况身热乎？）因告之曰：此子必大发赤瘢，周身如锦文。夫脉，血之波澜也。今血为邪热所搏，淖而为瘢，外见于皮肤，呼吸之气，无形可依，犹沟隧之无水，虽有风不能成波澜，瘢消则脉出矣。及揭其衾而赤瘢烂然。即用白虎加人参汤化其瘢，脉乃复常，继投承气下之愈。（《名医类案·卷一·伤寒》）

按：脉伏而颧赤，此时既可能为实热郁闭于里，也可能为阳气虚寒虚浮于外，当细辨。若为阳虚，则当有身冷喜温，或精神衰弱，心神散乱。现患者身热，神情安静，语言不乱，故可排除虚寒证，可辨为实热郁伏于内，气血郁闭日久必化热，故以白虎加人参汤透热外出，后因兼有肠热腑实，故再用承气汤攻下里结，热退而脉出如常。

4. 汾州王氏得病，右胁有声如蛤蟆，常欲手按之，不则有声，声相接，群医莫能辨。诣留阳山人赵峦诊之，赵曰：

此因惊气入于脏腑，不治而成疾，故常作声。王氏曰：因边水行次，有大蛤蟆跃高数尺，蓦作一声，忽惊叫，便觉右胁牵痛，自后作声，尚似蛤蟆也，久未瘥。峦乃诊王氏脉，右关脉伏结，积病也，故正作积病治。用六神丹，泄下青涎类蛤蟆之衣，遂瘥。（《名医类案·卷五·癥瘕》）

按：脉伏而结，为积聚证的常见脉象。右胁牵痛有声，即积聚所在之处。两胁为少阳三焦及肝胆所过之处，因体内素有痰饮，外受惊吓后，气机逆乱，与痰饮相搏结成而为积块，故治以泄下痰涎之六神丹。

5. 黄锦芳治曹姓儿，年十余岁，脉伏不见，牙关紧急，口不能言，手足俱厥，口红而燥，大便数日不解，手足牵引不伸，并痛楚不可着手之象。知其素有内热，被暴风寒邪束其筋骨，不急为之里外双解，无以救其卒暴之厄。用吹药以开其关，举方用麻黄、防风各一钱，细辛三分，牙皂一钱，桂枝二钱，以解其外，杏仁十粒，乌药一钱，枳实八分，川厚朴二钱，黄连五分，大黄三钱，以通其内。服二剂手足颇活，大便未行，口有臭气，舌有燥苔，脉微见。身有潮热，原方加干葛、黄芩，服之厥退，手足皆热，大便顿解而愈。
（《续名医类案·卷二·中风》）

按：素有内热，感受外寒，寒邪收引气血与内热相并，则壅滞于内，故脉伏不出。气血不畅则筋脉失养，出现牙关紧急、口不能言、手足牵引不伸等筋脉拘挛症；寒凝气血则疼痛剧烈；内热壅滞则口红而燥，大便秘结。本病当用表里双解法，并辅以急救开窍法。所用方药，牙皂、细辛为利窍醒神之品，而细辛、麻黄、桂枝、防风也可发散外束之风寒表邪。牙皂利窍以助解外，也能祛逐痰涎，通利大便，与杏仁、乌药、枳实、川厚朴、黄连、大黄等共清里热，导其秘结。气血畅通后，脉搏亦出而可见。

6. 陈三农治一妇，暑月方饭后，即饮水而睡，睡中心腹痛极，肢冷上过肘膝，欲吐利而不得吐利，绞痛垂死，六脉俱伏，令以藿香正气散煎汤吐之，一吐减半，再吐而安矣。（《续名医类案·卷六·霍乱》）

按：本案之六脉俱伏为邪闭气血所致。暑月多暑热湿邪，但饮水过多，寒水阻遏热邪，气机不畅，气血郁遏致闭。气血不达于四肢则肢冷上过肘膝。寒暑两邪郁闭于胃肠，正气与邪气相争剧烈，故欲吐利而不得，腹部绞痛。此即为阴暑症，以藿香正气散发散寒暑湿邪，助胃气抗邪外出，故服后呕吐而安。

二十四、动^阳

【提要】

概述动脉的脉象特点及其临床意义。

【原文】

动乃数脉，见于关上下，无头尾，如豆大。厥厥[1]动摇。

【时珍原注】

仲景曰：阴阳相搏名曰动。阳动则汗出，阴动则发热，形冷恶寒，此三焦伤也。成无己曰：阴阳相搏，则虚者动，故阳虚则阳动，阴虚则阴动。庞安常曰：关前三分为阳，后三分为阴，关位半阴半阳，故动随虚见。《脉诀》言：寻之似有，举之还无，不离其处，不往不来，三关沉沉。含糊谬妄，殊非动脉。詹氏言其形鼓动如钩、如毛者，尤谬。

【注释】

［1］厥厥：碰触之意，形容动脉的动摇之态。

【译文】

动脉为数脉类，见于关部上下，其脉形短小，无头无尾，大小如豆状，其应指明显，有左右摇晃不定之感。

【原文】

体状诗

动脉摇摇数在关，无头无尾豆形团[1]。

其原本是阴阳搏[2]，虚者摇兮胜者安[3]。

【注释】

［1］豆形团：如豆形，如团状。

［2］阴阳搏：阴阳两气相搏结。

［3］虚者摇兮胜者安：阴阳两气相搏结，若有阴虚阳虚者，则摇动，若阴阳均不虚则脉象平和、安静。

【译文】

动脉摇动不定，其脉率偏快，脉位在于关之前后，其无头无尾，则寸尺短而不见，脉形团聚在关，其形如豆状。形成动脉的原因，主要是阴阳两气相搏结，虚者则摇动，胜者则安静。

【原文】

主病诗

动脉专司[1]痛与惊，汗因阳动热因阴[2]。

或为泄痢拘挛病，男子亡精女子崩。

【时珍原注】

仲景曰：动则为痛为惊。《素问》曰：阴虚阳搏，谓之崩。又曰：妇人手少阴脉动甚者，妊子也。

【注释】

[1] 司：主管。

[2] 汗因阳动热因阴：动脉因阴阳相搏，可为阳动，可为阴动。阳虚则阳气浮动而自汗。阴虚则阴不制阳而内热。

【译文】

动脉专主疼痛与惊恐，其临床表现也可能有汗出或发热，其中汗出为阳虚而动，发热为阴虚而动。动脉也可见于泄痢和拘挛症，或见男子亡精或女子崩漏。

【名家论述】

1.动，其状如大豆，厥厥动摇，寻之有，举之无；不往不来，不离其处，多于关部见之。动为痛，为惊，为虚劳体痛，为崩脱，为泄痢。阳动则汗出，阴动则发热。（《明医杂著·续医论·脉阴阳类成》）

2. 动之为义，以厥厥动摇，急数有力得名也。两头俯下，中间突起，极与短脉相类，但短脉为阴，不数不硬不滑也。关前为阳，关后为阴。故仲景云：阳动则汗出。分明指左寸属心，汗为心之液；右寸属肺，主皮毛而司腠理，故汗出也。又曰：阴动则发热。分明指左尺见动，为肾水之不足；右尺见动，谓相火虚炎，故发热也。因是而知旧说言动脉只见于关上者，非也。（《诊家正眼·动脉》）

【脉法阐微】

动脉的脉位仅限于关部前后，寸尺皆短，所以与短脉相似。但动脉有动摇不定之态，而短脉无动摇之象。关于动脉的阴阳相搏，与人体在受到剧烈刺激后的阴阳动荡有关。

【现代研究】

动脉的出现，与神经功能的抑制与亢奋出现不协调时，即神经功能处于不稳定状态有关。歌诀中说"动脉专司痛与惊"，剧烈疼痛时，不仅易出现紧脉，也可出现动脉不定的亢奋状态，但神经功能过度的亢奋，即会有神经功能的抑制来加以制约，在突然的高度紧张刺激下，亢奋和抑制之间原本的协调功能被扰乱。而惊恐不定的情形下，神经功能也高度亢奋，机体为摆脱这种极度亢奋的状态，必定自主地动用其高度抑制功能，在神经功能的高度亢奋和高度抑制的矛盾状态中，神经功能呈现不稳定的状态。歌诀中说"其原本是阴阳搏"，形象地说明这种矛盾状态，"阳"即代表着高度的兴奋挣扎，"阴"即代表着高度的抑制抵消。此时虽然心脏兴奋，血流湍急，但血管及全身的机能仍有部分处于阻抑状态。故仅能在桡动脉浮露最明显处能出现血流撞击的震颤摇摆。厥厥动摇的描述，就是指这种情况。

【临床应用】

1. 高石泉仲媳，骨小肉脆，质本素虚，冬间偶涉烦劳，不饥不寐，心无把握，夜汗耳鸣。冯某连进滋阴法，病日甚。孟英察其左寸甚动，两关弦滑，苔色腻黄。乃心肝之火内燔，胃府之气不降，阴亏固其本病，滋填未可为非，然必升降先调，而后补之有益（精要语，业医者宜谨识之）。授盐水炒黄连、石菖蒲、元参、丹参、栀子、石斛、小麦、知母、麦冬、竹叶、莲子心等药，服之即应。续予女贞、旱莲、牡蛎、龟板、地黄，善后而瘥。（《王孟英医学全书·王氏医案续编·卷八》）

按：左寸动，为心肝之火上逆，故有心惊不定及不寐症。两关弦滑，为肝阴虚而阳亢化风，木旺克土，故夜汗耳鸣而不饥。舌苔黄腻为兼有湿热。此时单用滋阴法无效，应在滋肝阴的同时，清泻心肝郁滞之火，并和胃降逆。方以黄连、丹参、栀子、小麦、竹叶、知母、莲子心等清泻心肝之火以安神定志，元参、石斛、麦冬滋补胃阴兼降逆开胃，菖蒲有芳化痰浊、开窍安神之功。二诊时再以女贞、旱莲、龟板、地黄等药滋补肝肾之阴，调其素体阴虚之质。

2. 李士材治晏给谏夫人。先患胸腹痛，次日猝然晕倒，手足厥逆。时有医者以牛黄丸磨就，将服矣。诊之，六脉皆伏，惟气口稍动，此食满胸中，阴阳否膈，升降不通，故脉伏而气口独见也。取陈皮、砂仁各一两，姜八钱，盐三钱，煎汤以指探吐，得宿食五六碗，六脉尽见矣。左关弦大，胸腹痛甚，知为大怒所伤也。以木香、青皮、橘红、白术、香附煎服，两剂痛止，更以六君子加木香、乌药，调理十余日方瘥。（《续名医类案·卷二·厥》）

按：气口脉诊内伤，也主脾胃。故六脉皆伏，独气口脉动为胃中宿食停滞。宿食在上，宜吐法，故以盐汤探吐汤加行气消食之陈皮、砂仁、姜等，得吐后六脉尽见，但左关弦大，左关为肝，弦大为气机郁滞不通，故胸腹痛，此时再宜疏理肝气，用木香、青皮、香附等即效，后再用六君子加木香、乌药调补脾胃、疏理肠胃肝胆之气。

3. 吴桥治程钧妻，孕且四月矣，著屣而履桥版，偶失足卧地，扶起则目上视而瞑，昏愦而为鬼言，逆桥视之，寸口脉动而微，尺脉按之不绝，右差胜，曰：非真病，易去也，胎且安，主生男。闻者愕然。乃以大剂参、芪加安神宁志药，仅服过半，舒气一声，而目微开。问之则历述所遇皆亡者，言毕复瞑。仍进前药乃苏，日渐得安，七日而瘥。或问：向者榆村程氏妇与此同，而彼七日死，何也？桥曰：往者吾不及见，无敢以口给臆之。今病者故中气虚，妊子食母气且尽，母失所养而震惊，出其不虞，气下陷而火上炎，痰壅心络，故愦愦欲死，非真死也。又谓：见鬼物者何？《经》曰：脱阳者见鬼，此无足怪。（雄按：此必挟痰，如果脱阳，则为败证，安神宁志岂能即愈。）（《续名医类案·卷二十四·子痫》）

按：寸口脉动，即为心气不定所致。寸脉微弱，即为阳气虚弱。尺脉按之不绝，故胎尚安。此为外伤损及中气，中气不能升清，加之挟痰上扰清空之府，故昏迷不醒，又惊吓过度则出现心神不定，故治以参芪加安神宁志药。

4. 陈斗岩治一人，当心一块如盘，不肿不疼，但昼夜若火燎。近二年，形瘦色黄，医以为劳瘵，为郁火，为湿痰，治皆弗效。陈诊之曰：左关脉如转豆。（琇按：左关脉动，仍是肝火。）经曰：阳动则病消瘅热中。以清灵丹十余服，心间团围，汗溅然，又进近百服，一夕心如醉，大汗而愈。（《名医类案·卷三·消瘅》）

按：左关脉转动如豆，即为动脉，故心口如火为肝火郁结，"火郁发之"，故用清解发散之药后汗出而愈。

5. 浦江吴辉妻，孕时足肿，七月初旬，产后二日洗浴，即气喘，但坐不得卧者五个月，（产后元虚气喘，岂能至五月耶。）恶寒，得暖稍宽，两关脉动，尺寸皆虚无，百药不效。朱以牡丹皮、桃仁、桂枝、茯苓、干姜、枳实、厚朴、桑皮、紫苏、五味、瓜蒌实，煎汤服之。一服即宽，二三服得卧，其病如失。盖作污血感寒治之也。（《名医类案·卷

三·喘》）

按：两关脉动，尺寸皆弱，为肝经瘀血郁积之象。产后多有瘀血，又经洗浴受寒后，寒邪入于血室，与瘀血凝结为患。寒邪束表故恶寒；肝经郁热上冲犯肺，故气喘。此当治以凉血化瘀，肃肺降逆，外散风寒，方以桂枝散风寒、调营卫，丹皮、桃仁凉血化瘀，枳实、厚朴、桑白皮、紫苏、瓜蒌实疏肝降肺，干姜、五味子为治疗久病咳嗽常用药对，既能发散肺中寒饮，也可收敛肺气，二药升降散敛相因以助肺气的宣降。

6. 诊脉左手平和，尺中微动，右手三部，关前动数，尺脉带数，夜卧不寐，咳呛有血，昼日咳呛无血，但行走微微喘促。夫阴阳互为枢纽，隆冬天气藏纳。缘心烦劳神，五志皆动，阳不潜伏。当欲寐之时，气机下潜，触其阳气之升，冲脉升动，络中之血未得宁静，随咳呛溢于上窍。至于步趋言谈，亦助其动搏气火。此咳呛喘息失血，同是一原之羔，当静以制动，投药益水生金以制君相之火。然食味宜远辛辣热燥。凡上实者必下虚，薄味清肃上焦，正谓安下，令其藏纳也。愚见约方，参末俟裁。（《清代名医医案精华·叶天士医案·吐血》）

按：尺中微动，关前动数，为阳不潜伏而心志动摇之象。夜卧不寐正是阳气不藏的表现。昼日行走即微微喘促，也是肾中精气不藏，阳气上浮所致。肺金生肾水，子病则母亦病，故阳气上浮入肺，肺络为火热所迫而血溢脉外，表现为咳喘和咯血。此时可用以静制动之法治之，即滋补肺肾之阴，以制心肺之火。咯血病在饮食禁忌上也应高度重视，禁食辛辣燥热食物，以防扰动内热，加重病情。

二十五、促_阳

【提要】概述促脉的脉象特点、相类鉴别及其临床意义。

【原文】

促脉，来去数，时一止复来《脉经》。如蹶之趣[1]，徐疾不常黎氏。

【时珍原注】

《脉经》但言数而止为促，《脉诀》乃云：并居寸口。不言时止者，谬矣。数止为促，缓止为结。何独寸口哉！

【注释】

[1]如蹶之趣：蹶（jué），跌倒。趣（cù）：赶快，从速。形容将要跌倒之人快步行走的样子。

【译文】

促脉的脉象为往来急数，时有一停，随后又恢复跳动。促脉就像一人将要跌倒之时，急速快步行走的样子，在慌乱之间，其脚步有快慢不一致的异常表现。

【原文】

体状诗

促脉数而时一止，此为阳极欲亡阴[1]。

三焦郁火炎炎盛，进必无生退可生。

【注释】

[1]阳极欲亡阴：阳极，阳热极盛。亡阴，阴液亡失。

【译文】

促脉的脉象是脉来急数，时有一止。此为阳热极盛，伤及阴液，阴液即将亡脱之象。也主三焦郁热，内热极盛，煎灼阴液，故此时若再发展将无生机，若能及时退热将有可生之机。

【原文】

相类诗

见代脉。

主病诗

促脉唯将火病[1]医，其因有五[2]细推之。

时时喘咳皆痰积，或发狂斑与毒疽。

【时珍原注】

促主阳盛之病。促、结之因皆有气、血、痰、饮、食，五者之别。一有留滞，则脉必见止也。

【注释】

[1]火病：实火证。

[2]其因有五：即时珍原注中所说的气、血、痰、饮、食五种邪气的阻滞。

【译文】

一见促脉即可断定为实火病证，但细究其病因，却还有气、血、痰、饮、食五种邪气阻滞的区别，临证当详辨。若为痰积，则可见时时喘咳。若见火热内盛，则可见精神发狂、肌肤发斑或身有毒疽。

【名家论述】

1. 促：为热壅，痈毒，便脓血。若非热壅，则为气脱。（《医碥·切脉·各脉主病》）

2. 促脉之诊，按之则去来数，时一止而复来。仲景曰：阳盛则促。主热蓄于里也，下之则和。疮肿脉促，亦急下之。（《外科精义·论脉症名状二十六种》）

3. 非恶脉也，虽然，加即死，退即生，亦可畏哉！（《明医杂著·续医论·脉阴阳类成》）

【脉法阐微】

关于促脉的脉法，宜从脉率和节律两方面来加以体会，即脉率快，时有一止，止无定数。

【现代研究】

促脉为脉率快（数或疾）而节律异常（有歇止）的脉象。临床中常见于感染性或中毒性心肌炎、心肌病、窦性心动过速伴偶发的期前收缩、非阵发性的结性心动过速伴部分传导阻滞，或心房扑动持续2：1房室传导阻滞伴部分4：1传导阻滞时。周楣声认为其机制为：心房兴奋频率太高，心脏的不应期极短，心室血液充盈不足即开始收缩，故射血量不足，因而间断地出现根本不能有血液射出的无效收缩，不能将桡动脉鼓起，故形成一次脉搏间歇；其次，在心房扑动及纤维颤动时，都伴有不规则的传导阻滞，使疲劳的心室暂时得到一次喘息的机会，因而发生一次真正的脉波脱落，是一种生理机能的保护作用，这样的心律失常，常是一种严重的器质性心脏病的有力指征，也可能是自主神经机能障碍所引起。李冰星认为促脉的产生机制与结脉相同，即由来自心律失常中的各种期前收缩或传导阻滞等导致的，当心脏出现期前收缩时，不论房性、交界性或室性期前收缩，均可引起暂时性血流动力学障碍，其障碍的程度与心率提高的程度有关，期前收缩越早，心室充盈时间越短，心室充盈不足，心室容量减少，心排血量亦少，从而导致血管内血容量不足，脉搏小而弱，甚至难以触知；后者则多见于Ⅱ度Ⅰ型房室传导阻滞、窦房传导阻滞、窦性停搏及并行心率等而出现暂时性停搏时，无血液排出，无脉搏搏动。李冰星还曾根据文献调查及脉图检测结果提出了促脉诊断的标准：①脉率90次/分以上，有明显的歇止；②除歇止以外脉搏应指均匀，无乍大乍小，乍疏乍数指感；③脉图可见几个规则性脉波后有一插入性小波，或几个规则脉波后有一不规则脉波。

【临床应用】

1. 学士篁墩程先生，形色清瘦，肌肤细白，年四十余。

患眩晕，四肢倦怠，夜寐心悸言乱，或用加减四物汤甘寒以理血，或用神圣复气汤辛热以理气，又或作痰火治，或作湿热治，俱不效。遣书请居士诊之，脉皆沉细不利，心部散涩。曰：此阴脉也。脾与心必因忧思所伤，宜仿归脾汤例加以散郁行湿之药。先生喜曰：真切真切。服数帖，病果向安。一夕，因懊恼忽变，急请诊视。脉三五不调，或数或止，先生以为怪脉，居士曰：此促脉也，无足虑焉。曰：何如而脉变若此？曰：此必怒激其火然也。先生哂曰：子真神人耶！以淡酒调木香调气散一匕，服之。其脉即如常。

（《汪石山医学全书·卷二》）

按：促脉多主热证。本案之脉促，宜脉症合参方能领会其内在病机。

前因脉沉细而心脉散涩，辨为心脾气血亏虚，故有眩晕、肢倦、心悸等症，故以归脾汤加味治愈；后因脉促（即数而时一止，止无定数），加之患者心情懊恼，可知其病机为肝之气火上冲于心所致，故以木香调气散疏肝理气而愈。

2. 许某于醉饱后，腹中胀闷，大解不行，自恃强壮，仍饮酒食肉。二日后腹痛，犹疑为寒，又饮火酒，兼吸洋烟，并小溲而不通矣。继而大渴引饮，饮而即吐，而起居如常也。四朝走恳孟英诊之。脉促歇止，满舌黄苔，极其秽腻，而体丰肉颤，证颇可危。因婉言告之曰：不过停食耳，且饮山楂神曲汤可也。午后始觉指冷倦怠，尚能坐轿出城，到家气逆，夜分痰升。比晓，胸腹额上俱胀裂而死，盖知下之不

及，故不与药也。（《王孟英医学全书·王氏医案续编·卷三》）

按：本案脉促为正虚邪盛。病起于醉饱后宿食停滞，郁滞化热故大渴引饮，但水饮痰湿内停又伤及阳气，故既有腹部胀满，舌苔黄腻秽浊，又有倦怠乏力等症。此时攻下痰饮宿积而伤正，益气补中而又增其中满，攻补两难措手，故多属不治。

3. 江应宿治朱万里子，年十七岁，因服砒毒，杂进解毒药，并多服泥水，大吐后发喘，抬肩竦体，手足爪甲黑色，气不相续，濒死复苏，饮食难进，六昼夜不得眠。时六月中旬，邀宿诊视，脉促而面赤，曰：胃火冲逆。用葱煮麻黄五圣汤，一匕而愈。所谓火郁发之也。（《名医类案·卷三·喘》）

按：脉促而面赤，为阳明胃热上冲于面部所致。因胃经与心包相连，胃火循经上传入于心而出现夜不得眠。火热郁于内当以发散之郁火法治之，故以葱、麻黄发散肌腠之表，以五圣汤清解内热。

4. 一人患痢久不愈，脉沉细弦促，右为甚，日夜数十行，下清涕，有紫黑血丝，食少。朱曰：此瘀血痢也。凡饱食后疾走，或极力叫号，殴跌，多受疼痛，大怒不泄，补塞太过，火酒火肉，皆致此病。此人以非罪受责故也。乃以乳香、没药、桃仁、滑石，佐以木香、槟榔、神曲，糊丸，米饮下百丸，再服，大下秽物如烂鱼肠二三升愈。此方每用

之，不加大黄，则难下。（《名医类案·卷四·痢》）

按：痢疾多与食积、湿滞相关，本案因其痢下紫黑血丝，故亦应考虑兼夹瘀血所致。因湿邪、食积、瘀血等均可阻滞气血，故脉沉细，弦为痛之征。促脉多为热盛，亦可见于气血不能接续，本案未见其热象，而见日夜痢下数十次，故可知气血因下利而有所损伤，促脉当为气血不得接续而致。治当以行气化湿、消积导滞、活血化瘀，方中木香、槟榔、滑石行气化湿，槟榔、神曲消食导滞，乳香、没药、桃仁等活血化瘀。

5. 茶商李，富人也。啖马肉过多，腹胀。医以大黄、巴豆治之，增剧。项诊之，寸口脉促而两尺将绝，项曰：胸有新邪故脉促，宜引之上达，今反夺之，误矣。急饮以涌剂，且置李中坐，使人环旋，顷吐宿肉，（琇按：吐法奇。）仍进神芎丸，大下之，病去。（《名医类案·卷四·肿胀》）

按：饮食停滞胃中致腹胀，应视其上下而采用吐法或下法治之。前医以大黄、巴豆攻下之，症状反增剧，察其脉方知其病机：寸脉促，即食积停于膈以上；尺脉微弱欲绝，说明下焦无积滞，且前医误以攻下后伤及元气。现因寸脉仍促，故仍当以吐法治之，切勿伤及下焦。待涌吐之后，再视其胃肠内是否仍有余热，再以轻剂清泻之。

6. 吴友良年逾古稀，头目眩晕。乃弟周维素擅岐黄，与补中益气数服，始用人参一钱，加至三钱，遂痞满不食，坐不得卧，三昼夜喃喃不休（上盛下虚之症，服补中益气，其害如此）。诊时见其面赤，进退不常，左颊聂聂瞤动，其六脉皆促，或七八至一歇，或三四至一歇。询其平昔起居，云：自五十即绝欲自保，饮啖且强，此壮火烁阴，兼肝风上扰之兆。与生料六味，除去萸肉，入钩藤，大剂煎服。是夜即得酣寝，其后或加炙鳖鱼甲，或加龙齿，或加枣仁，有时妄动怒火，达旦不宁，连宵不已，则以秋石汤送灵砂丹，应如桴鼓。盛夏酷暑，则以大剂生脉散代茶，后与六味全料调理，至秋而安。（《续名医类案·头晕》）

按：本案之头晕，据脉促可知，为肝阴虚阳亢而化风所致。前医误辨为脾胃气虚而不升清，以补中益气汤温补中气，升提阳气，致使脾胃气滞而生痞满，且温热药更助肝阳上扰，增其化风之势，出现面赤及面颊抖动症。现改弦易张，而易以六味地黄汤滋补肝肾之阴，并加入潜阳息风之品，随症加减而愈。

二十六、结阴

【提要】

概述结脉的脉象特点、相类鉴别及其临床意义。

【原文】

结脉，往来缓[1]，时一止复来《脉经》。

【时珍原注】

《脉诀》言：或来或去，聚而却还，与结无关。仲景有累累[2]如循长竿曰阴结；蔼蔼[3]如车盖曰阳结。《脉经》又有如麻子动摇，旋引旋收，聚散不常者曰结，主死。此三脉，名同实异也。

【注释】

[1] 往来缓：往来缓慢。

[2] 累累：连续不断。

[3] 蔼蔼：布满笼罩。

【译文】

结脉的脉象，为往来缓慢，时有一止，止而复来。

【原文】

体状诗

结脉缓而时一止，浊阴偏盛欲亡阳。

浮为气滞沉为积，汗下分明[1]在主张。

【注释】

[1] 汗下分明：指浮结宜汗，沉结时宜下。

【译文】

结脉的脉象缓慢而时有一止，此为阴寒内盛，阳气欲亡。脉结而兼浮者为气滞，脉结而兼沉者为积聚，浮结时宜用汗法，沉结时宜用下法，临证时当仔细分辨。

【原文】

相类诗

见代脉。

主病诗

结脉皆因气血凝，老痰结滞苦沉吟[1]。

内生积聚外痈肿，疝瘕[2]为殃病属阴。

【时珍原注】

结主阴盛之病。越人曰：结甚则积甚，结微则积微，浮结外有痛积，伏结内有积聚。

【注释】

[1] 苦沉吟：痛苦沉吟。

[2] 疝瘕：疝气癥瘕。

【译文】

结脉都是因气血凝滞不畅而致。可见于老痰结滞于里，气血不通则痛苦呻吟。结脉也可内见积聚或外见痈肿，或疝气癥瘕等属阴的病变。

【名家论述】

1.结为凝结，缓时一止。徐行而怠，颇得其旨。按：结之为义，结而不散，迟滞中时见一止也。……大凡热则流行，寒则停滞，理势然也。夫阴寒之中，且挟凝结，喻如隆冬天气严肃，流水冰坚也。少火衰弱，中气虚寒，失其乾健之运，则气血痰食互相纠缠，运行之机缄不利，故脉应之而成结也。……浮分得之为阳结，沉分得之为阴结。止数频

多，参伍不调，为不治之症。由斯测之，则结之主症，未可以一端尽也。（《诊家正眼·结脉》）

2. 脉来忽止，止而复起，总谓之结。旧以数来一止为促，促者为热，为阳极；缓来一止为结，结者为寒，为阴极。通谓其为气为血，为食为痰，为积聚，为癥瘕，为七情郁结。浮结为寒邪在经，沉结为积聚在内，此固结促之旧说矣。然以予之验，则促类数也，未必热；结类缓也，未必寒，但见中止者，总是结脉。多由血气渐衰，精力不继，所以断而复续，续而复断，常见久病者多有之，虚劳者多有之，或误用攻击消伐者亦有之。但缓而结者为阳虚，数而结者为阴虚。缓者犹可，数者更剧。此可以结之微甚，察元气之消长，最显最切者也。至如留滞郁结等病，本亦此脉之证应，然必其形强气实，而举按有力，此多因郁滞者也。又有无病而一生脉结者，此其素禀之异常，无足怪也。舍此之外，凡病有不退，而渐见脉结者，此必气血衰残，首尾不继之候，速宜培本，不得妄认为留滞。（《景岳全书·脉神章·正脉十六部》）

【脉法阐微】

结脉的脉法，为脉率缓慢，时有一止，止无定数。

【现代研究】

结脉是脉律失常中常见的一种脉象，由于心脏跳动的异常而致脉搏产生不规则歇止，即在一次完整的脉搏之后，脉搏停搏或发生一次小的搏动，而后出现一个不完全或完全的代偿间歇期，脉率可迟、可缓。

结脉在临床上可见于多种疾病，常见于各种器质性心脏病，如冠状动脉粥样硬化性心脏病、风湿性心脏病、甲状腺功能亢进性心脏病、肺源性心脏病等，由于广泛性缺血、缺氧对心肌的损害，造成异位节律点兴奋性增高和快、慢纤维的传导功能障碍，而引起期前收缩，或是心肌发生退化性病理改变，而发生房室传导阻滞，导致结、代脉的产生；六淫邪气内伤心质，如病毒性心肌炎、感染性心肌病，都可出现结、代脉，如果是在急性期危害性较大，若炎症已完全恢复而留下纤维瘢痕性病变，可以发生期前收缩而出现结、代脉，对机体影响不大。其次强烈的情绪变化、思虑太过也可致心气和心阴损伤，长期失眠、过度疲劳、过量烟酒可致自主神经功能失调，交感神经或迷走神经兴奋，使心肌收缩加快、慢纤维的兴奋性失去均衡致使传导发生变化而引起期前收缩，导致结、代脉的发生；饮食不节，损伤脾胃，吐、泻过度而致津液亏损，电解质紊乱，钾离子浓度降低，或钠离子浓度升高，导致快肌纤维的自搏性增强，易发生多发性期前收缩，出现结、代脉。

结脉来自心律失常中的各种期前收缩或传导阻滞等。当心脏出现期前收缩时，不论房性、交界性或室性期前收缩，均可引起暂时性血流动力学障碍，其障碍的程度与心动提高的程度有关。期前收缩越早，心室舒张充盈时间越短，心室充盈不足，心血容量减少，心排出血量亦少，而导致血管内血容量不足，脉搏小而弱，甚至难以触知，脉图在脉波指数曲线段出现插入性小波。后者则多因Ⅱ度Ⅰ型房室传导阻滞、窦房传导阻滞、窦性停搏及并行心律等而出现心室暂时性停搏时，无血液排出，无脉搏搏动，脉图上脉波指数曲线段明显延长并下移，无插入性小波，间歇后的脉波波群形态如前，起点下移。

【临床应用】

1. 胡本清甫，形肥色紫，年逾七十。忽病瞀昧，但其目系渐急，即合眼昏懵如瞌睡者，头面有所触皆不避，少顷而苏。问之，曰：不知也。一日或发二三次，医作风治，病加重。居士诊其脉，病发之时，脉皆结止，苏则脉如常，但浮虚耳，曰：此虚病也。盖病发而脉结者，血少气劣耳。苏则气血流通，心志皆得所养，故脉又如常也。遂以大补汤去桂，加麦门冬、陈皮，补其气血而安。（《汪石山医学全书·石山医案》）

按：本案脉结为气血虚少。昏冒时脉结，醒则其脉不结，但脉见浮虚，说明昏沉欲寐乃气血虚衰所致，应以气血双补之剂治之，方中加入麦冬、陈皮，既有助于安神定志，又能健脾行气。

2. 一人年五十余，中气本弱，至元庚辰六月中病伤寒，八九日，医者见其热甚，以凉剂下之，又食梨三四枚。痛伤脾胃，四肢冷，时昏愦。罗诊之，其脉动而中止，有时自还，乃结脉也，心亦悸动，吃噫不绝，色变青黄，精神减少，目不欲开，（石山以目闭而哑不言为脾伤。）蜷卧，恶人语，以炙甘草汤治之。（大便泻而目闭蜷卧，手足冷，炙甘草汤。）成无己云：补可去弱，人参、大枣之甘，以补不足之气，桂枝、生姜之辛，以益正气，五脏痿弱，荣卫涸流。湿剂所以润之，故用麻仁、阿胶、麦门冬、地黄之甘，润经益血。复脉通心是也。加桂枝、人参，急扶正气，生地黄减半，恐伤阳气。锉一两剂服之，不效。罗再思脉病对，莫非药陈腐而不效乎？再于市铺选尝气味厚者，再煎服之；其病减半，再服而愈。（琇按：辨药亦要着。）凡药，昆虫草木，生之有地，根叶花实，采之有时，失其地，性味少异，失其时，气味不全。又况新陈不同，精粗不等，倘不择用，用之不效，医之过也。《内经》云：司岁备物，气味之专精也，修合之际，宜加意焉。（《名医类案·卷一·伤寒》）

按：脉结为气血虚弱不能接续所致。现肢冷、昏愦、心悸，倦怠蜷卧，为心脾气血两虚所致之心脉不畅，治以炙甘草汤加减。脉结而悸，为心脉失去濡润，故用麻仁、阿胶、生地、麦冬等柔润之品，但因本病阳气更弱，故在重用人参、桂枝、生姜等温补阳气的同时，适当减少地黄的用量，以免地黄滋腻碍脾，不利于阳气的回复。

3. 孙秀才患症，耳聋、烦躁、身热谵语。医曰：此伤寒少阳症也，服小柴胡不效。更医，投白虎汤，亦不减，又兼唇干、齿燥、舌干、倦甚、神思惯惯，且治后事矣。江曰：

此内伤症也。以生脉汤加陈皮、甘草一服，舌稍津润、耳稍闻、神思略回，继加白术、柴胡等药出入而愈。所以知之者，切其脉带结而无力也（此症身无汗，非风温，但见症如此，而以生脉散治之，为脉结而无力，结为疝瘕积郁，加减药似可商）。《名医类案·卷二·内伤》

按：从症状上来看，初为少阳阳明合病，当用大柴胡汤或小柴胡加芒硝汤等治之，但前医初治以小柴胡后治以白虎汤，均属误治，现病情久延，伤及气阴，故有倦怠乏力等气虚症，也有口唇干燥等阴虚症，加上脉结而无力，病位已涉及心脏，故由病初之外感病，变为内伤病，此时宜大补心气心阴，用生脉散治之。

4. 橘泉治一人，病头眩，两耳鸣如屯万蜂，中甚痛，心挠乱不自持。医以为虚寒，下天雄矣。翁曰：此相火也，而脉带结，是必服峻剂以劫之，急与降火升阳补阴之剂，脉复病愈。（《名医类案·卷七·耳》）

按：脉结为气血不续。气血虚损与过服温燥伤阴有关。此时有阴虚阳亢之症，如头眩、耳鸣、心烦乱等。脉症合参，宜以滋阴潜阳、降火息风之法治之。

5. 滑伯仁治一妇，病寒为疝，自脐下上至心，皆胀满攻痛，而胁疼尤甚（此等痛，切记作疝治），呕吐烦懑，不进饮食，脉两手沉结不调。此由寒在下焦，宜亟攻其下，毋攻其上，为灸章门、气海、中脘，服元胡、桂、椒。（《名医类案·卷六·疝瘕》）

按：脉沉结，为寒邪积聚在下焦，故病寒疝。脐下至心、胁部等均胀满攻痛，为下焦寒邪收引、凝滞所致，故应治以温阳散寒法，采用艾灸法及温阳、行气、散寒的中药治疗。

6. 刘某，男，30岁。风湿性心脏病、二尖瓣狭窄与闭锁不全、心房纤颤10余年。近1年来，反复咳嗽，平卧时咳嗽加剧。前后住院两次，共约7个多月，然始终效果不明显。审其前用方药，大多从心脏病入手治疗，而稍佐止咳化痰与抗感染之法。审其精神尚可，唯见其频频咳嗽，刚刚平卧在床即因咳嗽气短而坐起，舌苔薄白，脉弦细涩结。因思弦脉者，少阳脉也；涩结并见者，阳虚有饮邪也。因拟和解少阳，温肺化饮。

处方：柴胡10 g、半夏10 g、黄芩10 g、干姜6 g、五味子10 g、紫菀10 g。

药进1剂，咳嗽即减；再进8剂，咳嗽消失。（朱进忠《中医脉诊大全》）

按：本案的辨治要点有两个，一是脉弦细涩结；二是咳嗽气短频繁，且卧则加重。从脉象上看，脉弦为少阳郁结之脉，细为虚象，涩结为阳虚寒凝水湿阻滞之象。咳嗽气短原因很多，但卧则加重，多与水饮相关。脉症合参，可知本案为少阳寒饮郁结，肺失宣降。

以小柴胡汤去人参、生姜、大枣、甘草，加干姜、五味子、紫菀，是取柴胡、黄芩、半夏之疏通少阳之力，而复上焦气机之功，本案为肺之水饮内郁而咳嗽，为何取用走三焦的方药？笔者认为原因有两点，一是因为肺为上焦，疏泄少阳三焦气机之小柴胡汤，实际上多走中上焦，由《伤寒论》之"上焦得通，津液得下"可知，肺居三焦之上焦，柴胡剂既可疏泄上焦，也必可理肺气；二是因为三焦为水液之道路，肺也为宣散水液之脏，两个脏腑在上部相连，观《温病条辨》治疗湿热郁结于上焦的上焦宣痹汤、三香汤，可知二者在生理病理上密切相关，而在《伤寒论》中小柴胡汤去人参、生姜、大枣加干姜、五味子方则是寒饮郁结于上焦。故从理气机、化水饮两方面，可知三焦与肺相通，而取用小柴胡汤加减治疗。

二十七、代阴

【提要】

概述代脉的脉象特点、相类鉴别及其临床意义。

【原文】

代脉，动而中止[1]，不能自还，因而复动仲景。脉至还入尺，良久方来吴氏[2]。

【时珍原注】

脉一息五至，肺、心、脾、肝、肾五脏之气，皆足五十动而一息，合大衍之数，谓之平脉。反此则止乃见焉，肾气不能至，则四十动一止；肝气不能至，则三十动一止。盖一脏之气衰，而他脏之气代至也。《经》曰：代则气衰。滑伯仁曰：若无病，羸瘦脉代者，危脉也。有病而气血乍损，气不能续者，只为病脉。伤寒心悸脉代者，复脉汤主之。妊娠脉代者，其胎百日。代之生死，不可不辨。

【注释】

［1］中止：中间时有一止。

［2］吴氏：指明代医家吴正伦，著有《脉症治方》。

【译文】

代脉的脉象，是跳动中时有一止，不能自行恢复，下一次搏动时复又出现。脉搏恢复跳动时，仍是从尺开始，良久方再来。

【原文】

体状诗

动中而止不能还，复动因而作代看。

病者得之犹可疗，平人却与寿相关[1]。

【注释】

［1］平人却与寿相关：平人，即正常人。此处指平时没有不适症状而脉象为代脉的人。寿，即寿命。

【译文】

代脉的脉象为搏动中时有一止，不能自行恢复，再次搏动时又是如此。有病之人出现代脉，尚可根据病证施药以治。但平素没有不适症状的人出现代脉，则与其寿命长短有关。

【原文】

相类诗

数而时止名为促，缓止须将结脉呼。

止不能回方是代[1]，结生代死自殊途。

【时珍原注】

促结之止无常数，或二动、三动，一止即来。代脉之止有常数，必依数而止，还入尺中，良久方来也。

【注释】

[1] 止不能回方是代：代脉是中有一止，不能即回，良久方能恢复正常。

【译文】

脉来急数，时有一止且止无定数，止后即能来者名为促脉。脉来缓慢，时有一止且止无定数，止后即能来者名为缓脉。脉来时有一止，且止有定数，止后不能即来，良久方来者为代脉。结脉提示病情较轻，代脉提示病情较重，二者的转归有很大不同。

【原文】

主病诗

代脉之因脏气衰，腹疼泄痢下元亏。

或为吐泻中宫[1]病，女子怀胎三月分。

（《脉经》曰：代散者死，主泄及便脓血。）

五十不止身无病，数内有止皆知定。

四十一止一脏绝，四年之后多亡命。

三十一止即三年，二十一止二年应，

十动一止一年殂^{〔2〕}，更观气色兼形证。

两动一止三四日，三四动止应六七，

五六一止七八朝，次第推之自无失。

【时珍原注】

戴同父曰：脉必满五十动，出自《难经》；而《脉诀》五脏歌，皆以四十五动为准，乖于经旨。柳东阳曰：古以动数候脉，是吃紧语。须候五十动，乃知五脏缺失。今人指到腕臂，即云见了。夫五十动，岂弹指间事耶？故学者当诊脉、问证、听声、观色，斯备四诊而无失。

【注释】

〔1〕中宫：即中焦。

〔2〕殂（cú）：死亡。

【译文】

代脉的病因为脏气虚衰，为下焦元气虚损所致的腹痛泄痢，或者中焦虚寒所致之呕吐泄泻。也可见于女子怀胎三个月时。脉搏以诊察五十动（跳动五十次）为准，若五十动之内无一止者为无病。代脉止有定数，已如前述。四十动有一止者有一脏之气败绝，四年之后多会亡命；三十动有一止者为三年后亡命；二十动有一止者为二年后亡命；十动一止者一年内会亡命。当然上述判断不是仅凭脉象而定的，还应观察气色、形体及其他症状，以综合判断。若脉跳两次即有一止者仅能活三四日，脉跳三四次一止者能活六七日，脉跳五六次一止者仅能活七八日，以此类推。

【名家论述】

1. 历考《内经》，而知代脉之义，别自有说。如《宣明五气篇》曰脾脉代。《邪气脏腑病形篇》云黄者其脉代。皆言脏气之常候，非谓代为止也。《平人气象论》曰长夏胃微软弱曰平，但代无胃曰死者，盖言无胃气而死，亦非以代为止也。如云五十动而不一代者，是乃至数之代也。若脉平匀而忽强忽弱者，乃形体之代，即《平人气象论》所言者是也。若脾旺四季，而随时更代者，乃气候之代，即《宣明五气》等篇所云者是也。脉无定候，更变不常，则均谓之代，各因其变而察其情，庶足以穷其妙耳。（《诊家正眼·代脉》）

2. 代脉之诊，按之则往来，动而中止，不能自还，因而复动者，曰代脉也。代者气衰也，诸病见之不祥。大凡疮肿之病，脉促结者难治，而况见代脉乎？（《外科精义·论脉症名状二十六种》）

【脉法阐微】

代脉的判定，主要在于脉来时有一止，止有定数，脉跳再恢复时，不能即复，需要良久方来。代脉断生死有一定的意义，但不可拘执于原文，且原文也已经明示，诊察到代脉时，应结合患者的形色特征来综合判断病情的危重程度，方不致误。

【现代研究】

代脉是脉律异常的脉象。黄士林等归纳古、今文献对代脉的描述，认为有三种概念：①脉来忽见软弱，乍数乍疏，乍大乍小，完全没有规律，表明强弱与至数的不均匀；②脉来动而中止，不能自还，良久复动，表现为较长的间歇时间；③脉来动中有止，止有常数。李冰星认为代脉止有常数是李中梓为了区别代脉与促脉和结脉而提出的，在临床中没有实际意义，同时与代脉的主病不符，后世医家把止有常数作为诊断代脉的唯一标准，值得商榷，李氏认为除以上所述外，尚有脉来应指无力，脉图可见各脉波波形大小不一，脉动周期时间、主波高度脉图面积等完全不一致。赵恩俭认为代脉的诊断标准除上述三条外，还可把结、促脉以外的歇止脉都看作代脉。

代脉的出现是因为心搏有规律地出现间歇，在心律失常中是比较常见的。房室传导阻滞，以及窦性停搏（静止），都有很典型的代脉表现。这些与正常脉搏呈一定比例的真正的脉搏间歇，可能是暂时的，也可能是持久的，可能是功能性的也可能是有严重后果的心脏器质性病变。Ⅱ度房室传导阻滞时所出现的规律的间歇，是传导系统遭受毒性物质的损害，或是心肌有严重的损伤及退行性病变的结果，预后不良。

宋应勤等认为代脉可能是由于心脏异位起搏点的自律

性增强或不完全房室传导阻滞导致的心室充盈量和心排血量减少所致。代脉的血流动力学变化与结脉相同，有时在程度上比结脉更重，现代临床医师诊脉时常将歇止脉统称为"结代"脉。结、代脉在临床上是一种常见的心律失常脉象，多数为心脏的一种病理现象表现于外的体征之一。也可以见于心脏以外的疾患，病情危重时所出现的"怪脉"也属于心律失常脉象，心律失常亦可见于正常人，所以说心律失常脉象，情况是复杂的，必须四诊合参，结合心电图，全面分析。

【临床应用】

1. 昔与章次公诊广益医院庖丁某。病下利，脉结代。次公疏炙甘草汤去麻仁方与之。当时郑璞会计之戚陈某适在旁，见曰：此古方也，安能疗今病？次公忿与之争。仅服一剂，即利止脉和。盖病起已四十余日，庸工延误，遂至于此。此次设无次公之明眼，则病者所受苦，不知伊于胡底也。（《经方实验录》）

按：《伤寒论》："伤寒脉结代，心动悸，炙甘草汤主之。"此病机为心之气阴两虚，兼外寒犯表或心阳不通，气血不能濡养心脉而致脉结代、心动悸。本案是因病下利，而损及心之气阴，气血不能濡养心脉所致，病机相同，故治法亦同。因病下利，故原方去麻仁之润下大肠。

2. 尝治循衣撮空得愈者数人，皆用大补气血之剂也。唯一人胸兼振，脉代，遂于补剂中略加桂二分，亦振止脉和而

愈。（《名医类案·卷一·伤寒》）

　　按：脉代，而心胸有振寒之症，为心阳不足，故亦温补心阳，补剂中加桂治之，即以温补气血之药加肉桂温阳通脉。

下篇　四言举要

因前篇《七言脉诀》中的27脉中，已详列了每一种脉象的"名家论述""脉法阐微""临床应用"等内容，为避免重复，本篇只对原文进行阐释，列"原文""注""译文"三项，如有无须注释者，则只列"原文"和"译文"两项。

本篇将逐句阐释，若有上下文语义相通者，则归为一段，不必强分。

【原文】

脉乃血派，气血之先，血之隧道，气息[1]应焉。

【注释】

[1]气息：呼吸运动。

【译文】

脉就是血流的分支，是气血运行的通道，也是全身气血运行的先导，它与人的呼吸运动息息相关。

【原文】

其象法地，血之府[1]也，心之合也，皮之部也。

【注释】

［1］府：所在之处。

【译文】

血脉就像地上的江河一样，为血液所藏之处，与心脏相应，在外遍布于皮肤肌肉之中。

【原文】

资[1]始于肾，资生于胃，阳中之阴，本乎营卫[2]。

营者阴血，卫者阳气，营行脉中，卫行脉外。

【注释】

［1］资：资助。

［2］本乎营卫：营即营气，由水谷精微所化生，行于脉中。卫即卫气，由水谷精微中的悍气所化生，行于脉外。二者能充盈血脉、推动血行，故说脉气本于营卫两气。

【译文】

脉气来源于先天肾中的元气，又受后天胃气的滋养。它属于阳中之阴，由行于脉中的营气和行于脉外的卫气的配合而发挥作用。营气即阴血，卫气即阳气。

【原文】

脉不自行，随气而至，气动脉应，阴阳之义。

气如橐籥[1]，血如波澜，血脉气息，上下循环。

【注释】

［1］橐籥（tuó yuè）：风箱。

【译文】

血脉自身不能运行血液，一定要靠脉气的推动方能流动。气动则脉动，此为阴阳互根互用的道理。脉气的运动如鼓动的风箱一样，脉中血液受到脉气的推动而如波澜一样起伏波动，血脉与呼吸即出现上下循环不息的运动。

【原文】

十二经中，皆有动脉[1]，惟手太阴，寸口取决[2]。

此经属肺，上系吭嗌[3]，脉之大会，息之出入。

一呼一吸，四至为息，日夜一万，三千五百。

一呼一吸，脉行六寸，日夜八百，十丈为准。

【注释】

［1］动脉：血脉搏动之处。

［2］寸口取决：在寸口处诊察决断。

［3］吭嗌（háng ài）：指咽喉。

【译文】

全身十二正经中，每条经脉在体表皆有搏动之处，但临床一般只在手太阴肺经所过的寸口处切脉以决断病情。此经连属肺脏，上联系于咽喉，肺为脉气会聚之处，为呼吸之气出入之处。正常人的一呼一吸称为一息，脉跳四次即为一息的至数。人在一昼夜的时间内呼吸的息数为一万三千五百息。一呼一吸之间，脉行六寸，一昼夜间脉行共八百一十丈。

【原文】

初持脉时，令仰其掌，掌后高骨[1]，是谓关上[2]。

关前为阳，关后为阴，阳寸阴尺，先后推寻。

【注释】

[1]掌后高骨：即桡骨茎突。

[2]是谓关上：即桡骨茎突内侧搏动处。

【译文】

开始诊脉时，让患者平伸手掌，掌心向上，掌后高骨隆起之处，即为关上，此处动脉搏动处即为关脉，关前为寸部属阳，关后为尺部属阴，寸、关、尺三部分别以示指、中指、无名指推寻诊察。

【原文】

心肝居左，肺脾居右，肾与命门，居两尺部。

魂魄谷神[1]，皆见寸口，左主司官，右主司府[2]。

左大顺男，右大顺女，本命扶命，男左女右。

关前一分，人命之主，左为人迎，右为气口。

神门决断[3]，两在关后，人无二脉，病死不愈。

男女脉同，惟尺则异，阳弱阴盛，反此病至。

【注释】

［1］魂魄谷神：肝藏魂，肺藏魄，谷神即胃气。

［2］左主司官，右主司府：官与府分别代表人体之血与气。左脉多主血，右脉多主气。

［3］神门决断：神门指代两尺脉。决断，即判断肾之阴阳变化。

【译文】

左寸候心，左关候肝，故心肝居左。右寸候肺，右关候脾，故肺脾居右。左尺候肾，右尺候命门，故肾与命门居两尺部。人之魂魄胃气，皆可从寸口脉中体察。左右脉中可诊察出气血的变化。左为阳，右为阴，男为阳，女为阴，男子阳气偏盛，故左手寸口脉稍大为顺，女子阴血偏盛，故右手寸口脉稍大为顺。关脉前一分的寸脉，为人命之主。左寸为人迎，右寸为气口。左右两尺脉又称神门，均在关脉之后。神门是诊察肾之阴阳盛衰的部位，若人无此两脉，即为病情危重难愈。

【原文】

脉有七诊，曰浮中沉，上下左右，消息求寻[1]。

又有九候，举按轻重，三部浮沉，各候五动[2]。

寸候胸上，关候膈下，尺候于脐，下至跟踝。

左脉候左，右脉候右，病随所在，不病者否[3]。

【注释】

[1]消息求寻：消息本为增减之意，此处为运用不同指力仔细体察。

[2]各候五动：每处各候五十动。

[3]不病者否：否，不。无病者则没有什么变化。

【译文】

寸口脉有七诊，即浮取、中取、沉取、上取、下取、左取、右取，运用不同的指力，反复诊察推寻。又有九候，即寸关尺三部每部均以浮中沉三种力度去体察。每一部各候五十动。寸脉候胸膈以上的病变，关脉候胸膈至脐之中的病变，尺脉候脐以下至足跟之间的病变。左脉候左半身的病变，右脉候右半身的病变。所患之病，必于相应脉位之处显现病脉。若身体无病变，则相应部位的脉象不会发生异常改变。

【原文】

浮为心肺，沉为肾肝，脾胃中州，浮沉之间。

心脉之浮，浮大而散，肺脉之浮，浮涩而短。

肝脉之沉，沉而弦长，肾脉之沉，沉实而濡。

脾胃属土，脉宜和缓，命为相火，左寸同断。

【译文】

五脏之正常脉象的特点如下：心肺偏浮取即得，肝肾偏沉取始得。脾胃在浮沉之间可得。心脉的浮象，浮中兼大而散。肺脉的浮象，为浮中兼涩而短。肝脉的沉象，为沉而弦长。肾脉的沉象，为沉实中兼有濡象。脾胃属土，关脉中宜有和缓之象。命门相火，可从左寸判断。

【原文】

春弦夏洪，秋毛冬石，四季和缓，是为平脉。

太过实强，病生于外，不及虚微，病生于内。

春得秋脉，死在金日，五脏准此，推之不失。

四时百病，胃气为本，脉贵有神，不可不审。

【译文】

春季之脉偏弦，夏季之脉偏洪，秋季之脉偏轻虚浮软，冬季之脉偏沉。四季之末属长夏，脉宜和缓。以上这些皆为平脉特征。若脉太过强大有力，则为邪气外侵的表现，若脉力不足或虚微之象，则多由内脏正气损伤所致。春季出现了秋季之毛脉，因金来乘木，故其死应在金日。五脏脉应四时，皆以此为准，则不会出现失误。以脉象诊察四时百病时，宜特别注意察其是否有胃气，因胃气是脉之根本。脉贵有神，宜特别加以关注。

【原文】

调停自气，呼吸定息，四至五至，平和之则。

三至为迟，迟则为冷，六至为数，数即热证。

转迟转冷，转数转热，迟数既明，浮沉当别。

浮沉迟数，辨内外因，外因于天，内因于人。

天有阴阳，风雨晦冥，人喜怒忧，思悲恐惊。

外因之浮，则为表证，沉里迟阴，数则阳盛。

内因之浮，虚风所为，沉气迟冷，数热何疑。

浮数表热，沉数里热，浮迟表虚，沉迟冷结。

表里阴阳，风气冷热，辨内外因，脉症参别。

脉理浩繁，总括于四，既得提纲，引申触类。

【译文】

医者在诊察脉象时，宜调整自己的呼吸，使其气息稳定均匀。以自己的呼吸时间来衡量病者的脉搏。一呼一吸的时间称为一息，脉跳一次则为一至。一息四至五至，为正常脉象。一息三至为迟。一息六至为数。脉迟为寒证，脉数为热证。迟数既已分清，再看浮沉。浮沉迟数四纲可辨别疾病之内因外因。外因为天之六气变化引起，内因为人之身体内部变化所致。天有阴、阳、风、雨、晦、明的变化，人有喜、怒、忧、思、悲、恐、惊七情的不同。由外因引起的脉浮则为表证，脉沉为里证，脉迟则为阴证，脉数为阳盛。由内因引起的浮脉，为虚风所致，脉沉为气病，脉迟为寒证，脉数为热证。浮数脉为表热证，沉数脉为里热证，浮迟脉为表虚证，沉迟脉为阴寒内结。表里阴阳之辨，风、气、冷、热之别，内因外因之分，宜脉症合参，加以细辨。脉理浩繁，但可用浮沉迟数四字总括，得此四纲，即可触类旁通，举一反三。

【原文】

浮脉法天，轻手可得，泛泛在上，如水漂木。

有力洪大，来盛去悠，无力虚大，迟而且柔。

虚甚则散，涣漫不收，有边无中，其名曰芤。

浮小为濡，绵浮水面，濡甚则微，不任寻按。

沉脉法地，近于筋骨，深深在下，沉极为伏。

有力为牢，实大弦长，牢甚则实，愊愊而强。

无力为弱，柔小如绵，弱甚则细，如蛛丝然。

迟脉属阴，一息三至，小驶于迟，缓不及四。

二损一败，病不可治，两息夺精，脉已无气。

浮大虚散，或见芤革，浮小濡微，沉小细弱。

迟细为涩，往来极难，易散一止，止而复还。

结则来缓，止而复来，代则来缓，止不能回。

数脉属阳，六至一息，七疾八极，九至为脱。

浮大者洪，沉大牢实，往来流利，是谓之滑。

有力为紧，弹如转索，数见寸口，有止为促。

数见关中，动脉可候，厥厥动摇，状如小豆。

长则气治，过于本位，长而端直，弦脉应指。

短则气病，不能满部，不见于关，惟尺寸候。

【译文】

浮脉之义，取法天阳之气在上的形象，轻取即可得。泛泛在上，如水中漂木。浮而有力，来盛去衰，为洪大脉。浮迟虚大无力，脉体柔软，此为虚脉。较虚脉更虚弱，且散漫不收之脉，为散脉。浮大中空，边实中空之象如葱管，即为芤脉。浮而细软，如同浮在水面之绵者为濡脉。较之濡脉更加细软无力者，中取沉按均难见者为微脉。沉脉之义，取法于地在下之象，重取至筋骨始得。脉位深沉之极为伏脉。牢脉为沉而有力，实大弦长之脉。比牢脉更为坚实有力的脉为实脉。无力脉即弱脉，弱脉形体细小软弱如绵。比弱脉更细小者，为细脉，其脉体细小如蛛丝般。迟脉属阴，一息三至。比迟稍快的脉，即一息四至者为缓脉。一息二至或一至者分别称为损脉和败脉，主病情危重不可救治。两息才有一至的脉称为"夺精脉"，此时正气将绝。浮大脉见于虚脉、散脉，有时见于芤脉或革脉。浮小脉见于濡脉和微脉，沉小脉见于细脉和弱脉。脉来迟而细，往来艰难者为涩脉。脉来迟缓，时有一止，止而复来，止无定数者为结脉。脉来迟缓，时有一止，止有定数，良久方来者，为代脉。数脉属阳，一息六至。若一息七至、八至者分别称为疾脉和极脉。一息九至者称为脱脉。浮大者为洪脉，沉大者为牢脉、实脉。往来流利者为滑脉。紧脉有力，左右弹手如转索状。寸口脉数，数中有一止，止无定数者为促脉。数脉见于关部，形如小豆，厥厥动摇者，为动脉。长脉为超过本位的脉象，此为气治。长而端直，如按琴弦者为弦脉。脉体短小，不能满于寸部尺部者为短脉，此为气病。

【原文】

一脉一形，各有主病，数脉相兼，则见诸证。

浮脉主表，里必不足，有力风热，无力血弱。

浮迟风虚[1]，浮数风热，浮紧风寒，浮缓风湿。

浮虚伤暑，浮芤失血，浮洪虚火，浮微劳极。

浮濡阴虚，浮散虚剧，浮弦痰饮，浮滑痰热。

沉脉主里，主寒主积，有力痰食，无力气郁。

沉迟虚寒，沉数热伏，沉紧冷痛，沉缓水蓄。

沉牢痼冷[2]，沉实热极，沉弱阴虚，沉细痹湿。

沉弦饮痛，沉滑宿食，沉伏吐利，阴毒[3]聚积。

迟脉主脏，阳气伏潜，有力为痛，无力虚寒。

数脉主腑，主吐主狂，有力为热，无力为疮。

滑脉主痰，或伤于食，下为蓄血，上为吐逆。

涩脉少血，或中寒湿，反胃结肠[4]，自汗厥逆。

弦脉主饮，病属胆肝，弦数多热，弦迟多寒。

浮弦支饮，沉弦悬痛[5]，阳弦头痛，阴弦腹痛。

紧脉主寒，又主诸痛，浮紧表寒，沉紧里痛。

长脉气平，短脉气病，细则气少，大则病进。

浮长风痫，沉短宿食，血虚脉虚，气实脉实。

洪脉为热，其阴则虚，细脉为湿，其血则虚。

缓大者风，缓细者湿，缓涩血少，缓滑内热。

濡小阴虚，弱小阳竭，阳竭恶寒，阴虚发热。

阳微恶寒，阴微发热，男微虚损，女微泻血。

阳动汗出，阴动发热，为痛与惊，崩中失血。

虚寒相搏，其名为革，男子失精，女子失血。

阳盛则促，肺痈阳毒，阴盛则结，疝瘕积郁[6]。

代则气衰，或泄脓血，伤寒心悸，女胎三月。

【注释】

[1]风虚：阳气虚损，外伤于风。

[2]痼冷：即长期寒邪凝结于里。

[3]阴毒：寒毒。

[4]结肠：肠道中热结津伤而便秘。

[5]悬痛：悬饮疼痛。

[6]积郁：泛指郁积于体内的多种邪气。

【译文】

每种脉各有其脉象和主病。多种脉象相兼出现，则主多种病证。浮脉多主表证，此时为气血浮于表，若为里证出现浮脉，则多为在里的气血不足而外浮。浮而有力为风热，浮而无力为血虚。浮迟脉多为里之气虚而外感风邪。浮数脉为外感风热。浮紧脉为外感风寒，浮缓脉为外感风湿。浮虚为伤于暑邪导致的气津两伤。浮芤为失血后脉管空虚的表现。浮洪为火热内盛伤阴的表现。浮微为虚劳病。浮软为阴精虚损。浮散为气血极虚的表现。浮弦为痰饮积聚，浮滑为痰热内扰。沉脉多主里证，也主里寒和积聚。沉而有力为痰饮食积，沉而无力为气郁证。沉迟为阳虚内寒。沉数为热邪郁伏于里。沉紧为寒凝冷痛。沉缓为痰饮内停。沉牢为沉寒痼冷，沉实为里热盛实。沉弱为阴虚，沉细为湿邪阻痹。沉弦为水饮或疼痛，沉滑为宿食，沉伏为呕吐泄泻或阴寒内聚。迟脉属阴，多主五脏病变，多因阳气伏潜于内所致，沉而有力为寒凝气血，不通则痛，沉而无力为阳气虚弱，阴寒内生。数脉属阳，多主六腑病变，可见呕吐发狂。数而有力为实热，数而无力为疮疡。滑脉主痰饮食积，在下为蓄血，在上为呕吐。涩脉为阴虚血少或脾胃寒湿，可见反胃、便秘或自汗、厥逆等症。弦脉主痰饮，多为肝胆病。弦数多实热，弦迟多实寒。浮弦多为支饮，沉弦多为悬饮疼痛。寸脉弦可见头痛，尺脉弦可见腹痛。紧脉主寒证痛证，浮紧为表寒，沉紧为里寒。长脉为平人气治之脉。短脉为气病之脉。细脉为气虚血少，大脉为邪气深入。浮长脉属风痫为病。沉短为宿食。脉虚为气血虚弱。脉实为气血充盛。洪脉为热盛，热盛则阴伤。细脉主湿则血虚。脉缓大者为风，缓细者为湿，缓涩者为血虚，缓滑者为内热。脉濡小者为阴虚。脉弱小者为阳气虚。阳虚则外寒，阴虚则内热。寸脉微多为阳虚，故有畏寒；尺脉微多阴虚，故见内热。男子脉微多阳虚，女子脉微多失血伤阴。寸为阳，寸脉见动脉多为汗出过多伤阳；尺为阴，尺脉见动脉可出现发热、疼痛、惊悸、崩漏等症。革脉为阳虚感寒，邪正相争所致。革脉见于男子可有遗精，见于女子可有失血。促脉主阳盛，可见于肺痈和阳热毒邪内盛。结脉主阴盛，可见于疝气、癥瘕积聚以及气血痰食内停等病症。代脉主阳气衰微，可见下利脓血，阴寒内盛，或因心阳不足所致者则有心慌心跳等症。女子妊娠有时也可见到代脉，若无其他不适症状，则不作病脉论。

【原文】

脉之主病，有宜不宜，阴阳顺逆，凶吉可推。

中风浮缓，急实则忌，浮滑中痰，沉迟中气。

尸厥沉滑，卒不知人，入脏身冷，入腑身温。

风伤于卫，浮缓有汗，寒伤于营，浮紧无汗。

暑伤于气，脉虚身热，湿伤于血，脉缓细涩。

伤寒热病，脉喜浮洪，沉微涩小，证反必凶。

汗后脉静，身凉则安，汗后脉躁，热甚必难。

阳病见阴，病必危殆，阴病见阳，虽困无害。

上不至关，阴气已绝，下不至关，阳气已竭。

代脉止歇，脏绝倾危，散脉无根，形损难医。

饮食内伤，气口急滑，劳倦内伤，脾脉大弱。

欲知是气，下手脉沉，沉极则伏，涩弱久深。

火郁多沉，滑痰紧食，气涩血芤，数火细湿。

滑主多痰，弦主留饮，热则滑数，寒则弦紧。

浮滑兼风，沉滑兼气，食伤短疾，湿留濡细。

疟脉自弦，弦数者热，弦迟者寒，代散者折。

泄泻下痢，沉小滑弱，实大浮洪，发热则恶。

呕吐反胃，浮滑者昌，弦数紧涩，结肠者亡。

霍乱之候，脉代勿讶，厥逆迟微，是则可怕。

咳嗽多浮，聚肺关胃，沉紧小危，浮濡易治。

喘急息肩，浮滑者顺，沉涩肢寒，散脉逆证。

病热有火，洪数可医，沉微无火，无根者危。

骨蒸发热，脉数而虚，热而涩小，必殒其躯。

劳极诸虚，浮软微弱，土败双弦，火炎急数。

诸病失血，脉必见芤，缓小可喜，数大可忧。

瘀血内蓄，却宜牢大，沉小涩微，反成其害。

遗精白浊，微涩而弱，火盛阴虚，芤濡洪数。

三消之脉，浮大者生，细小微涩，形脱可惊。

小便淋闭，鼻头色黄，涩小无血，数大何妨。

大便燥结，须分气血，阳数而实，阴迟而涩。

癫乃重阴，狂乃重阳，浮洪吉兆，沉急凶殃。

痫脉宜虚，实急者恶，浮阳沉阴，滑痰数热。

喉痹之脉，数热迟寒，缠喉走马，微伏则难。

诸风眩运，有火有痰，左涩死血，右大虚看。

头痛多弦，浮风紧寒，热洪湿细，缓滑厥痰。

气虚弦软，血虚微涩，肾厥弦坚，真痛短涩。

心腹之痛，其类有九，细迟从吉，浮大延久。

疝气弦急，积聚在里，牢急者生，弱急者死。

腰痛之脉，多沉而弦，兼浮者风，兼紧者寒。

弦滑痰饮，濡细肾著，大乃肾虚，沉实闪朒。

脚气有四，迟寒数热，浮滑者风，濡细者湿。

痿病肺虚，脉多微缓，或涩或紧，或细或濡。

风寒湿气，合而为痹，浮涩而紧，三脉乃备。

五疸实热，脉必洪数，涩微属虚，切忌发渴。

脉得诸沉，责其有水，浮气与风，沉石或里。

沉数为阳，沉迟为阴，浮大出厄，虚小可惊。

胀满脉弦，土制于木，湿热数洪，阴寒迟弱。

浮为虚满，紧则中实，浮大可治，虚小危极。

五脏为积，六腑为聚，实强者生，沉细者死。

中恶腹胀，紧细者生，脉若浮大，邪气已深。

痈疽浮散，恶寒发热，若有痛处，痈疽所发。

脉数发热，而痛者阳，不数不热，不疼阴疮。

未溃痈疽，不怕洪大，已溃痈疽，洪大可怕。

肺痈已成，寸数而实，肺痿之形，数而无力。

肺痈色白，脉宜短涩，不宜浮大，唾糊呕血。

肠痈实热，滑数可知，数而不热，关脉芤虚。

微涩而紧，未脓当下，紧数脓成，切不可下。

【译文】

脉象主病，有宜与不宜，脉症相应为宜，脉症不相应为不宜。宜即为顺，不宜即为不顺。阴证阳证，吉凶顺逆，以此可以推测。

中风者脉应浮缓，若见脉紧实急数，则为所忌。脉象浮滑为中痰，脉象沉迟为中气。尸厥病变，脉象应沉滑，其症多有突然昏迷不省人事。邪入脏则多身冷肢凉，邪入腑则身体多温。

风邪伤卫则脉浮缓而身有汗，寒邪伤营则脉浮紧而身无汗。暑邪伤及气津，则脉虚身热。湿邪伤于血分则脉缓而细涩。伤于寒邪入里化热者，脉宜出现浮洪。若脉象反而沉微涩小者，则病见凶象。汗出之后脉静身凉者则安，汗出之后脉躁急者其热势必加重，其病难医。

阳病见阴脉，病必危殆。阴病见阳脉，虽一时病重但预后较好。脉仅现于尺而不及关者，则阴气衰于下。脉仅现于寸而不及关者，则阳气绝于上。代脉有歇止说明脏气衰弱而病情危重。散脉浮散无根，说明形体虚损，病重难医。

饮食所伤，则气口脉多见急滑。劳倦内伤，则脾脉大而无力。若为气虚，则脉多沉。脉沉发展到伏脉之地步，且兼涩弱者，则为病久而深。火郁不能外达者，也可见沉脉。滑脉主痰，紧脉为伤食。涩脉为气滞，失血为芤脉。脉数为有火，脉细为有湿。滑主多痰，弦主留饮。热盛则滑数，寒盛则弦紧。浮滑为兼有风邪。沉滑为兼有气滞。伤于饮食则脉来短而疾。湿浊内阻则脉濡软而细。

弦脉可为疟疾，弦数为有热，弦迟为有寒。代脉与散脉均为正气大伤。

腹泻痢疾患者若见脉沉小滑弱脉，多为顺症；若反见实大浮洪脉，且见身热则多为病重。呕吐反胃者脉见浮滑者为佳，若见脉弦数紧涩，且兼见肠结便秘者，多为正气大亏，属逆症。

霍乱病若为代脉不必惊讶。若见四肢厥冷，脉象迟微，最属可怕。

咳嗽病位在肺，脉多见浮，多为痰饮聚于肺、关于胃，若见脉沉紧小则属危象，脉浮濡则属易治。

喘息急促张口抬肩，脉浮滑者为顺症，脉沉涩而肢冷或脉散者为逆症。火热证脉见洪数者为顺症易治，若脉见沉微，则为虚火所致，此为无根之脉，属病危。

骨蒸发热者，脉当数而无力。若发热而脉涩小者，则属危证。

劳伤诸虚之证，脉应浮软微弱，若脾气衰败则可见双关脉弦。若见急数之脉，则为火热内盛。

各种失血病证，必见芤脉。若脉来缓小则为顺证，脉数大则为逆证。

瘀血内停脉宜牢大，若沉小涩微，则病重难治。

遗精白浊病，脉多微涩而弱，若为火热伤阴，则脉多芤软洪数。

三消病若脉浮大，为脉症相应，易治。若脉细小微涩，形体消瘦，则属病重。

小便淋漓不畅甚至闭塞，其鼻头多色黄，脉涩小者属血伤为病重，脉数大者病轻。

大便燥结便秘者，应分属气属血。脉数实有力者属阳，为气分。脉迟涩无力者属阴，为血分。

癫病为阴邪太盛，狂病为阳邪过旺。浮洪脉为吉象，沉急脉为凶象。痫病脉象宜虚，若见实脉则属凶象。脉浮为阳证，脉沉为阴证。脉滑为痰，脉数为热。

喉痹之脉，数为有热，迟为有寒。缠喉风、走马喉痹，均属喉痹重证，若脉来微伏，则属难治。

种种内风眩晕，病因有火有痰，左脉涩多为瘀，右脉大多为虚。

头痛者多见弦脉，兼浮脉为风，兼紧脉为寒。若有热则脉洪。若为湿阻则脉细。若为脉缓或滑者为痰。若为气虚则脉弦软。若为血虚则脉微涩。若肾气厥逆，则脉来弦坚。真头痛则脉来短涩。

心腹疼痛共有九种，脉细迟者易愈，脉浮大者病将迁延难愈。

疝气之脉弦急有力，积聚在里，若脉见牢急者易治，脉见弱急者难治。

腰痛的脉象多沉弦，兼浮者多有风邪，兼紧脉则有寒邪。脉弦滑者为痰饮。脉软细者，为肾着。脉大为肾虚，沉实为闪挫外伤。

脚气病分为四种。迟脉为寒，数脉为热，浮而滑为风邪，软而细为湿阻。

痿病多为肺虚所致，脉多见微缓，或见涩、紧、细、软。

痹症多为风、寒、湿三邪入侵，故浮、涩、紧三脉并见。

疽病有五种，为实热所致，其脉必洪数，虚热者脉兼涩微，此病最忌口渴，为热盛伤阴之象。

脉沉多为水饮。脉浮为气水或风水。脉沉为石水或里水。沉而数者为阳水，沉而迟者为阴水。脉浮大为向愈的征兆，脉虚小则为病情加重。

胀满病脉多弦，为脾受肝乘。若由湿热所致则脉洪数。若由阴寒所致则脉迟弱。脉浮为虚胀，脉紧为实胀。胀满脉见浮大者为可治，脉见虚小者为病危。

积病在五脏，聚病在六腑。脉实而强者病轻，脉沉细者病重。

中恶见腹胀，脉紧而细者，病轻。脉浮大者病重。

痈疽脉浮散者常见恶寒发热。若局部疼痛，即为痈疽所发部位。脉数而发热疼痛者为阳证，脉不数不兼发热疼痛者为阴证。痈疽未溃时脉洪大为脉症相应，属顺。若已溃而脉洪大者，则为毒热未尽而气血已伤，属病重。

肺痈病寸脉数而实。肺痿病寸数而无力。肺痈患者面色白，其脉宜短涩，不宜浮大。若见浮大脉，则多有咳唾浊痰或脓血等症。

肠痈若为实热，脉当为滑数。若数而无力，则非实热，此时关脉为芤虚脉。脉见微涩而紧，为尚未成脓，宜用下法治疗。脉见紧数，则为已成脓，切不可用下法。

【原文】

妇人之脉，以血为本，血旺易胎，气旺难孕。
少阴动甚，谓之有子，尺脉滑利，妊娠可喜。
滑疾不散，胎必三月，但疾不散，五月可别。

左疾为男，右疾为女，女腹如箕，男腹如釜。

欲产之脉，其至离经，水下乃产，未下勿惊。

新产之脉，缓滑为吉，实大弦牢，有证则逆。

【译文】

妇人之脉以血为本，脉中血旺则易受胎，阳过旺则难孕。少阴之脉搏动甚急则为有孕。尺脉滑利，为妊娠之象。滑数而不散，则已孕三月。只有疾象而不散，为怀胎五月。左脉疾数者为男胎，右脉疾数者为女胎。腹部胀大如箕者胎儿多为女，腹部膨隆如釜者胎儿多为男。临产之脉其至数多急数。羊水得下即欲生产，未下则不必惊慌。生产完后，脉以缓滑为吉。若见脉实大弦牢，并有不适感者为逆证。

【原文】

小儿之脉，七至为平，更察色证，与虎口纹。

【译文】

小儿的脉一息七至为正常。小儿脉诊宜与望面色和指纹变化相结合。

【原文】

奇经八脉[1]，其诊又别，直上直下，浮则为督。

牢则为冲，紧则任脉，寸左右弹，阳跷可决。

尺左右弹，阴跷可别，关左右弹，带脉当决。

尺外斜上，至寸阴维[2]，尺内斜上，至寸阳维[3]。

督脉为病，脊强癫痫[4]，任脉为病，七疝瘕坚[5]。

冲脉为病，逆气里急，带主带下，脐痛精失。

阳维寒热，目眩僵仆[6]，阴维心痛，胸胁刺筑[7]。

阳跷为病，阳缓阴急，阴跷为病，阴缓阳急[8]。

癫痫瘛疭[9]，寒热恍惚[10]，八脉脉症，各有所属。

平人无脉，移于外络，兄位弟乘，阳溪列缺。

【注释】

[1] 奇经八脉：指经脉系统中有别于十二正经的八条经脉，包括督脉、任脉、冲脉、带脉、阴跷脉、阳跷脉、阴维脉、阳维脉。

[2] 尺外斜上，至寸阴维：阴维脉病变，其脉从尺部外侧斜上至寸部。

[3] 尺内斜上，至寸阳维：阳维脉病变，其脉从尺部内侧斜上至寸部。

[4] 脊强癫痫：脊强，脊柱强直。癫痫，病名，可分为癫病和痫病。癫为精神失常，痫病为大脑功能失常，多突然昏迷倒地，四肢抽搐，口吐涎沫。因督脉循脊上行入脑，故督脉有病可见脊柱和脑部病变。

[5] 七疝瘕坚：七疝，七种疝病，均为体腔内容物向外突出而疼痛的病证。瘕，指腹腔内的积块。任脉行腹部正中，故其病变多见以上诸证。

[6] 目眩僵仆：头晕眼花，突然昏倒，身体僵直。

[7] 胸胁刺筑：胸胁刺痛，心中悸动不安。筑，悸动不

安。

[8]阳跷为病，阳缓阴急，阴跷为病，阴缓阳急：肢体内侧为阴，外侧为阳。缓为经脉弛缓，急为经脉拘急。

[9]瘛疭（chì zòng）：肢体痉挛抽搐。

[10]恍惚：神思不定、慌乱无主。

【译文】

奇经八脉的诊法又有不同。其脉直上直下。浮为督脉病变，牢为冲脉病变，紧为任脉病变，寸脉左右弹动为阳跷脉病变，尺脉左右弹为阴跷脉病变，关部脉左右弹为带脉病变，尺脉向外侧斜上至寸为阴维脉病变，尺脉向内斜上至寸部为阳维脉病变。督脉为病，多有颈项脊背强直，或见癫与痫。任脉为病多见疝和积。冲脉为病，多见气逆上冲，心腹急痛。带脉为病多见女子带下，男子遗精。阳维脉为病多见恶寒发热，眩晕昏厥。阴维脉为病，多见胸胁刺痛。阴阳跷为病可见经脉拘挛或弛缓。癫痫、肢体抽搐、恶寒发热、精神恍惚等症，均属奇经八脉病症。正常人在寸口部摸不到脉搏，可能为脉位移于外侧，如出现在阳溪或列缺等部，称为反关脉和斜飞脉。

【原文】

病脉既明，吉凶当别，经脉之外，又有真脉[1]。

肝绝之脉，循刀责责，心绝之脉，转豆躁疾。

脾则雀啄，如屋之漏，如水之流，如杯之覆。

肺绝如毛，无根萧索，麻子动摇，浮波之合。

肾脉将绝，至如省客[2]，来如弹石，去如解索。

命脉将绝，虾游鱼翔，至如涌泉，绝在膀胱，

真脉既形[3]，胃已无气，参察色证，断之以臆。

【注释】

[1]真脉：真脏脉。又称怪脉、败脉、绝脉、死脉，为五脏真气败露的脉象，多见于病情危重之时。

[2]省客：《素问·大奇论》："脉至如省客，省客者，脉塞而鼓，是肾气不足也。"张景岳注："省客，如省问之客，或去或来也。塞者，或无或止；鼓者，或有而搏。是肾原不固，而无所主持也。"即脉来时有时无。

[3]形：表现出来。

【译文】

病脉脉象与主病均已明了，预后吉凶应可区分。而常脉之外，又当知道真脏脉的识别。肝之真脏脉，其脉如循刀刃，坚硬失柔；心之真脏脉触之如豆旋转，急躁而不从容；脾之真脏脉，如鸟雀啄食，连连数急，又如屋漏之滴水，时断时续。也如水流不返，或覆水之不收，脉气不续。肺之真脏脉，如触鸟毛，漂浮无根，有萧索之象。肾之真脏脉，来去无常，时有时无，来时如弹石般坚硬，去时如解索散乱无章。命门之脉将绝，其脉如虾游或鱼翔，倏忽即来倏忽即去。膀胱的真脏脉，如涌出之泉，浮散无根。真脏脉显现时，即为危重之证，当脉症合参，综合判断。